女子栄養大学栄養クリニック監修

一日1600kcalの健康献立集

低塩で野菜もたっぷり！

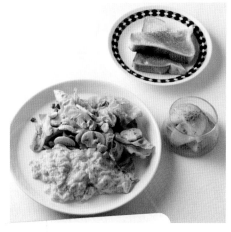

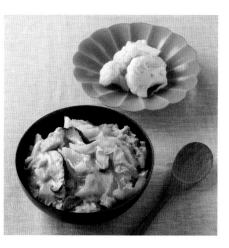

岩﨑啓子
牛尾理恵

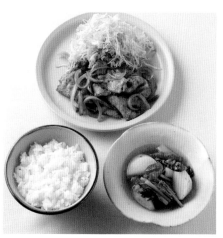

女子栄養大学出版部

目次

朝食

朝食　主菜

副菜、汁物、おやつのとり方 ………… 138

基本は 一日1600kcal
献立力を上げる!

自分が一日どのくらい食べているのかわかっていますか?
ダイエットや生活習慣病予防で食生活を改善したい人は、
まず一日1600kcalの食事で食べる量を体感してみましょう。

健康管理のために

健康診断で内臓脂肪が多いといわれた人、高血圧や脂肪肝の危険性を告げられた人、「すぐに食生活の改善を」と指示されたけれどどうしたらいいの? と困っている人は、まず本書で適正な食生活を体感してください。

コレステロール値や中性脂肪値が高い、血糖値がギリギリ、血圧が高め……という人は、長年のまちがった食生活の結果があらわれているのです。何が悪かったのかきっとよくわからないはず。悪かった点を探すより、今日から正しい献立で適正エネルギーに切り替え、変化を体で実感しましょう。

食事管理はお仕置きではありません。おいしく食べて健康がとり戻せます。

体重管理のために

食生活でエネルギーを気にする人は、ダイエットが目的の人も多いでしょう。美容のためにとむやみにやせることはおすすめできませんが、体重が標準より多い人、体脂肪率が高い人、おなかまわりや太ももが気になる人は、食べすぎかもしれません。

まず本書の1600kcal献立にチャレンジし、体重の変化を観察しましょう。変化がないなら、そこから少しエネルギーダウン。自然に体重が減っていくなら、適正体重まで落としたところで、献立のエネルギー量を修正すればOKです。

これまでの食生活をリセットし、正しい食生活へチェンジするきっかけとしてこの本を活用してください。

どのくらい食べればいいの?

基礎代謝 + 活動量

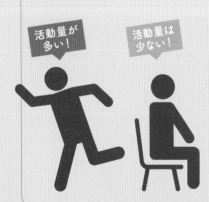

活動量が多い!

活動量は少ない!

人間が息をし、心臓を動かし、体温を保つといった生命の維持だけに使われるエネルギーが基礎代謝です。年齢や体格、体質によって異なりますが、ふつう、男性でおよそ1500kcal、女性で1100 〜 1200kcal程度です。

歩いたり、仕事をしたり、運動をするといった、活動に使われるエネルギーを足すと、その人の必要エネルギー量が決まります。

1600kcal食は、基礎代謝に必要なエネルギーを確保しつつ、活動量によって差のつく、プラスαのエネルギー量を知るためのよい指針となります。

体重1kgは約7000kcalに匹敵します。つまり、一日1600kcalにしたことで、1カ月で1kg体重が減ったら、これまでの食生活では一日あたり250kcal程度食べすぎていたということ。今後の食生活の指針が見えてきます。

1食の献立で食べるもの

カロリーコントロールをするためにやみくもに食事を減らしたり、
食事を抜いたりするのは逆効果。体はため込み態勢になります。
シンプルでもバランスのいい3品の献立で、健康を維持しましょう。

 副菜

 主菜

 主食

野菜、芋、きのこ、海藻 などで

肉、魚介類、卵、大豆、大豆製品 などで

ごはん、パン、めん などで

↓

↓

↓

おもにとれるのは
ビタミン　ミネラル
食物繊維

おもにとれるのは
たんぱく質
脂質

おもにとれるのは
炭水化物

主菜を支えるわき役おかずが副菜。基本的には食物繊維やビタミンをとるための野菜やきのこなどの小品です。本書では手間を考え、副菜は一品の献立が多いですが、カロリーや塩分がオーバーしなければ、副菜を2品、3品と増やしてもかまいません。煮物やお浸しなどは多めに作り、次のおかずにまわしていければ上級者。

食べごたえのあるメインのおかずです。たんぱく質が豊富なので体を維持するために重要ですが、脂身の多い肉、脂ののった魚などは脂質オーバー。コレステロールも多いので要注意です。赤身肉や鶏むね肉、鶏ささ身、白身魚、大豆製品などをうまく使いましょう。

主食の役割は即エネルギーになる炭水化物を補うこと。米や小麦にはたんぱく質も含まれるので、思いがけないたんぱく源にもなります。淡泊なので、塩分の多いごはんの友や、ジャム・バターなどを添えたくなりますが、主菜や副菜で味を補う工夫が大切です。

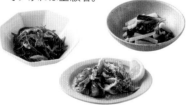

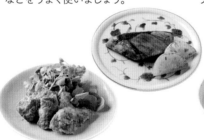

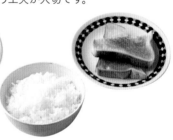

エネルギー量は主食の量で調整

　一日1600kcalの食生活を続けてみると、活動量によっては足りない、多いと思う人も出てくるでしょう。その場合、まず主食の量で調整してみましょう。本書では精白米ごはんなら150g、食パン なら8枚切り1枚を基準にしていますが、足りなければ主食の量を増やし、多くて食べられない人はおかずを減らさず、主食を減らしてみてください。

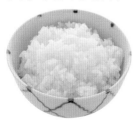

（基本）**精白米ごはん**
150g ▶ 234kcal

120gなら ▶ 187kcal
180gなら ▶ 281kcal
200gなら ▶ 312kcal

（基本）**食パン（8枚切り）**
1枚（45g）
　▶ 112kcal

6枚切り1枚（60g）なら
　▶ 149kcal

10枚切り1枚（35g）なら
　▶ 87kcal

一日にとりたい栄養素の種類と量

献立の基本はいろいろな栄養素を過不足なくとれる組み合わせであること。
三大栄養素と呼ばれるたんぱく質、脂質、炭水化物に加え、
ビタミン、ミネラル、食物繊維などの体の調子をととのえる成分も重要です。

体調を整える
サポート栄養素

ビタミンやミネラルは直接エネルギーになるわけではありませんが、体のシステムを円滑に稼働させるための重要な栄養素。骨や血液、ホルモンなどの材料になったり、三大栄養素がエネルギーとして使われるときや、体の構成材料へと変わるときにそれを助ける働きなどがあります。

ビタミンやミネラルは体内では作れないものも多く、食事から摂取しないと、体調をくずす原因にもなります。

最近では、ヒトには消化することができない食物繊維のさまざまな健康効果にも注目が集まっています。

三大栄養素は
偏りなくとる

体を動かすエネルギーになるだけではなく、体そのものを構成する材料になるなど、生きていくうえで最も重要なのが、たんぱく質、脂質、炭水化物の三大栄養素。それぞれを理想の比率で摂取するのが健康の基本です。

糖質制限やオイルカットなど、なにかを極端に減らしたり、逆に筋肉をつけたいからとたんぱく質だけを多量に摂取するのは健康を害する元に。はやりの健康法やダイエットにまどわされず、いろいろな食材から三大栄養素をバランスよくとることが健康を維持する秘訣(ひけつ)です。

たんぱく質

体のあらゆる組織の素材になる栄養素。必要量をしっかりとらないと、筋肉が減って転倒しやすくなったり、血管がもろくなるなど、直接的に健康をそこないます。肉や魚、卵などの動物性たんぱく質と、大豆や大豆製品などの植物性たんぱく質があり、どちらもバランスよくとるのが理想。米などの穀類、豆、野菜からもとることができます。ダイエットをしている人や高齢者はたんぱく質の不足で筋肉量が減りがちなので、心がけてとりたい栄養素です。18歳以上では一日男性60〜65ｇ、女性で50ｇ必要。

18歳以上の男女ともに、食事全体のエネルギー量の
13〜20%をたんぱく質に。

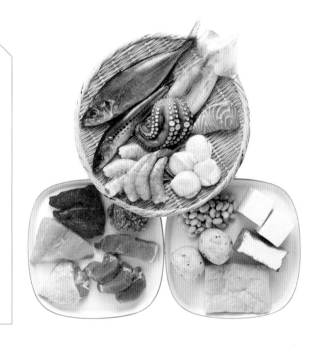

炭水化物

　体を動かすエネルギー源になる利用可能炭水化物（いわゆる糖質）と、消化されない食物繊維をひとまとめにした栄養素です。糖はとり過ぎると血糖値が上昇し、余った糖は脂肪として蓄えられるので、肥満や内臓脂肪の要因になります。しかし活動するためには最適なエネルギー源なので、むやみに減らすのもまちがいです。

　食物繊維の多い炭水化物は血糖値の上昇を抑えつつ、エネルギーにもなりやすいので、一石二鳥。糖質が多い食材は、たんぱく質や食物繊維の多い食材と組み合わせて適量をとるのが正解。

18歳以上の男女ともに、食事全体のエネルギー量の 50〜65%を炭水化物に。

食物繊維

　炭水化物のうち、ヒトには消化できない部分を食物繊維といい、水溶性と不溶性があります。

　両者の働きは区別されなくなっていますが、コレステロール値の低下、冠動脈疾患のリスク低減、便通の改善などが期待されます。

　いずれもヒトには消化できませんが、腸内細菌のエサになり、腸の有用菌が食物繊維をたっぷり食べると数が増え、腸内細菌のバランスがよくなるので、積極的にとりたい栄養素として注目されています。

男性は 18〜64歳までは **21g** 以上
65歳以上は **20g** 以上とるのが目標。

女性は 18〜64歳までは **18g** 以上
65歳以上は **17g** 以上とるのが目標。

ビタミン・ミネラル

　ビタミンは三大栄養素が有効活用されるのを助けます。体内で作れないものがほとんどで、食事からとることが重要。野菜やくだもののほか、肉や魚に含まれるものもあります。水溶性と脂溶性があり、水溶性は水に流れ出しやすい性質があり、脂溶性は油脂と一緒にとると吸収されやすい。

　ミネラルは体内の反応が円滑に行なわれるのを助ける鉱物です。体内ではまったく作れず、食事から摂取しないと、不調の原因になります。

野菜一日350gが目標。

脂質

　脂質は1gあたり9kcal。たんぱく質や炭水化物が1gで4kcalなのに対し、2倍以上のエネルギーです。ダイエットや生活習慣病対策で体重を減らしたいとき、揚げ物、脂の多い肉や魚などの食べ過ぎは是正するべきです。

　しかし、脂質は細胞膜やホルモンの材料になり、脂溶性ビタミンの吸収をサポートしたり、体温の維持、内臓を守るなど、生きるために欠かせない働きも持っているので、やみくもにオイルカットするのは早計です。

　血管を詰まらせたり、心疾患の原因になりがちな飽和脂肪酸（常温で固体の脂）は減らし、質のよい不飽和脂肪酸（常温で液体の脂肪）を適量とるのが理想です。

18歳以上の男女ともに、食事全体のエネルギー量の 20〜30%を脂質に。

塩分

　血圧が高いと、最初に指示されるのが減塩。血液中にナトリウムが増えると浸透圧の作用で水分をとり込み、血液の総量が増えて血管壁にかかる圧力（血圧）が高くなるためです。

　極端に不足すれば健康を害することもあるミネラルではありますが、ふつうの食生活で欠乏することはありません。

　日本人の塩分摂取量は欧米に比べても非常に多いとされています。塩味は慣れれば減らせるものです。本書ではエネルギー量だけでなく、一日の塩分量にも配慮しています。

**18歳以上の 男性で一日7.5g 未満が目標。
女性で一日6.5g 未満が目標。**

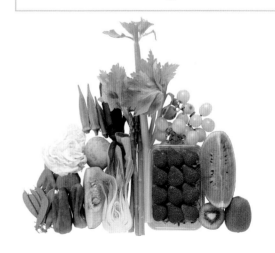

献立作りのポイントをマスター

毎日の食事で最も大切なのはおいしさです。
健康のためだからと我慢して食べるのでは長続きしません。
ヘルシーなのにおいしく食べられる調理のコツを紹介します。

健康献立3つのスタイル

基本

ごはんやパンなどの主食に、肉や魚、卵などのボリュームのある主菜と、野菜やきのこ、海藻を使った副菜で自然にバランスのとれる3品献立。

主食 ＋ 主菜 ＋ 副菜

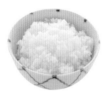 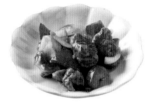 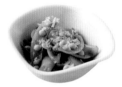

ラクチン

ごはんやめん、パンなどの主食に主菜に匹敵する具材を添えるワンプレート。そこに野菜やきのこ、海藻を使った副菜を添え、2皿でもバランスのいい簡単献立。

主食・主菜 ＋ 副菜

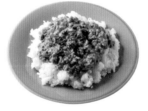 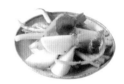

塩分注意

肉や魚を使ったボリューム主菜に主食を添え、汁物で変化をつける。水分がある汁物は食べやすく、体も温まる献立に。

主食 ＋ 主菜 ＋ 汁物

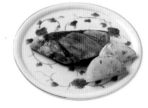 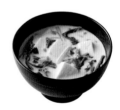

カツオとこんぶのだしのとり方

汁物や煮物の塩分を控える一番の方法がおいしいだしをとること。やってみると簡単なので、チャレンジ！

材料（でき上がり1.5カップ＝300mL分）
水（でき上がり量の3割増し）……………2カップ
こんぶ（でき上がり量の1%）……………3g
カツオ節（でき上がり量の2%）……………6g

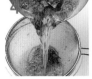

作り方
1 こんぶはかわいたふきんで表面を軽くふき、分量の水とともになべに入れる。
2 ふたをせずに弱火にかける。
3 沸騰してきたらカツオ節を散らすように加え、1分煮て、アクが浮いてきたらすくいとり、火を消して1分おく。
4 ざるや万能こし器でこす。

いい献立の4カ条

① 五味と香りで満足感

エネルギーを適正に保ちつつ、塩分も減らして調理し、それでも「おいしい」と感じさせるポイントは、「甘味」「酸味」「苦味」「塩味」「うま味」の五味を組み合わせること。口に運ぶたびに違った味わいが感じられると、楽しく食べられます。

さらに、香辛料の辛み、薬味やハーブの香りも減塩に役立つアイテムなので、もの足りないときのプラスαに。

甘い
すっぱい
しょっぱい
うまい
苦い

② 調理法を工夫する

焼く　煮る　蒸す
いためる　揚げる　あえる
など

焼く、煮る、いためる、揚げる、ゆでる、あえるなど、調理方法で食材は七変化します。この組み合わせが献立を楽しくするポイント。揚げ物にはさっぱりした生野菜やあえ物、いため物にはゆで野菜やお浸し、シチューなどの煮込んだものにはフレッシュなサラダを……というように、調理法を変えることで目先が変わり、お互いを引き立て合う献立になります。

③ 食べごたえや食感を考える

歯ごたえのあるかたまり肉にはスーッとのどを通るスープを組み合わせたり、ふわとろのマッシュポテトをカリカリトーストでくったり、口当たりに変化があると、楽しく、おいしく、満足できます。かみごたえのある食材をひとつプラスすると、咀嚼（そしゃく）の回数が増え、食べすぎを防ぐ効果も。でき上がりの食感を考えて組み合わせれば献立名人になれるはず。

がっつり
ふんわり
カリッ
とろり

④ おやつやくだもので満足も大切

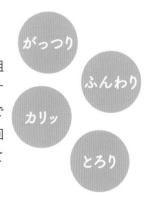

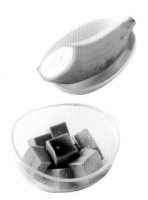

甘いものは肥満のもと、おやつは食べちゃいけないと思っている人に朗報です。脂質や糖質がたっぷりの市販のスイーツはできるだけ避けたいけれど、おやつの素材にも健康食材はいろいろあります。食物繊維たっぷりのかんてんやおからを使ったり、乳製品でたんぱく質補給に。新鮮なくだものも一日100kcal程度食べることが推奨されています。ただし、夜遅い時間はダメ。

この本の見方・使い方

本書では、1食が400〜700kcal程度で、一日の合計が1500〜1700kcalになるように組み立てられる献立を中心に紹介しています。塩分は1食で1〜3g、一日のトータルが6.5g程度でおさまるように料理を組み合わせています。

1回の食事で野菜やきのこ、海藻を100g前後とれるものが中心なので、うまく組み合わせると、野菜一日350gの目標を達成できます。

食事の管理をしているとあきらめがちな甘いものも、1食分100kcal程度の手作りレシピを掲載したので、ときにはおやつも楽しんでください。

161ページからの春夏秋冬献立カレンダーでは、本書の料理の組み合わせ方を変えた一日1600kcal、塩分6.5gまでの献立を季節ごとに全112例紹介しています。1食分の料理の組み合わせや、一日分の献立を立てるさいのヒントとして活用してください。

この本で紹介している献立に、牛乳やヨーグルト、くだものなどを組み合わせると、さらにバランスのとれた食生活になります。お茶や水などを添え、水分をしっかりとることも大切です。

主菜 芋や野菜も揚げて、見た目も栄養もアップ
鶏のから揚げ

材料（2人分）
- 鶏もも肉 .... 1枚（250g）
- グリーンアスパラガス .... 4本（60g）
- さつま芋 80g
- A
  - しょうゆ 小さじ2
  - 酒 小さじ1
  - 砂糖 小さじ1/4
  - しょうが汁 小さじ1/2
  - 塩 .... ミニスプーン1（1g）
- こしょう .... 少量
- かたくり粉 .... 適量
- 揚げ油 .... 適量

作り方
1. 鶏肉はひと口大に切ってAをもみ込み、10分ほどおいてかたくり粉を薄くまぶす。アスパラガスはかたい部分を切り、長さを3等分くらいに切り、さつま芋は5mm厚さの輪切りにし、水にさっとさらし水けをふく。
2. フライパンに油を1.5cm深さくらいまで入れて中火にかけ、鶏肉を入れたら弱火に。4分くらい揚げて一度とり出し、3分ほど休ませる。
3. 揚げ油を180℃に熱し、2を戻し入れてきつね色に揚げる。アスパラガスとさつま芋を素揚げにし、鶏肉と盛り合わせる。

この献立にもう1品おすすめの
朝食と昼食

エビと厚揚げのしょうがいために
鶏から揚げ小献立
466kcal（塩分1.6g）
→p.22

納豆にらそば献立
521kcal（塩分2.6g）
→p.54

合計 1625kcal
（塩分6.5g）

きのこをもっと食べたい
きのことひと口に言っても、しいたけ、しめじ、えのきたけ、エリンギ、まいたけ、なめこ……とさまざま。正確には野菜ではなく面倒なのだが、食物繊維が豊富でビタミンやミネラルも含むことから、野菜としてカウントしてもいい食材。低カロリーで香りがよく、うまみが強いのが共通点。組み合わせる食材をおいしくしてくれるので、どんどん活用したい。

○100gあたりのエネルギーは
- しいたけ＝25kcal　ぶなしめじ＝26kcal
- えのきたけ＝34kcal　エリンギ＝31kcal
- まいたけ＝22kcal　なめこ＝14kcal

副菜 消化を助ける大根になめこの食感が合う
なめこおろし

材料（2人分）
- なめこ .... 1袋（100g）
- 大根 200g
- A
  - 酢 大さじ1/2
  - 塩 .... ミニスプーン1（1g）
  - 砂糖・しょうゆ 各小さじ1/2

作り方
なめこはさっとゆで、ざるにあげて冷ます。大根はすりおろして水けをきる。Aと大根おろしを混ぜ、なめこを加えてさっと混ぜる。

メモ なめこは洗う必要があるきのこ。ざるに入れ、流水をかけて軽くよごれを落とす程度でいい。洗いすぎると独特のぬめりも落ちてしまいます。

主食
ごはん

材料（2人分）
- ごはん 300g

副菜を変えてみる！
- 鶏のから揚げ 373kcal（塩分1.6g）
- ごはん 234kcal（塩分0g）

+例1 なすのレモンだし煮
34kcal（塩分0.6g）→p.141
合計 641kcal（塩分2.2g）

+例2 トマトとレタスのレンジ蒸
36kcal（塩分0.6g）→p.40
合計 643kcal（塩分2.2g）

夕食献立 3

1食分 **638**kcal 塩分 **2.3**g

鶏のから揚げ献立

人気のおかず鶏のから揚げをあきらめたくないから、おいしくヘルシーに食べられるとびきりのレシピを紹介します。野菜をいっしょにカラリと揚げて副菜はさっぱりした箸休め。

主菜 **鶏のから揚げ**
373kcal／塩分1.6g

主食 **ごはん**
234kcal／塩分0g

副菜 **なめこおろし**
31kcal／塩分0.7g

91

90

- J
- F
- G
- A
- B
- C
- D
- E
- I
- K
- H

献立の栄養価

この1食でとれる1人分の総エネルギーと総塩分を表記しています。塩分とは「食塩相当量」のことです。本書で紹介している栄養価は『日本食品標準成分表2020年版（八訂）』の数値に基づいて計算しています。

 ## 献立名

1食分の献立名です。

 ## 献立の特徴

おいしさや栄養価のポイントを紹介しています。特に気をつけたいエネルギーや塩分に関するアドバイスをしているので、調理の参考にしてください。

 ## 料理名

料理の名称と、その料理単品の1人分のエネルギー量と塩分を示しています。

 ごはん、パン、めん類などです。

 主菜と主食をワンディッシュにまとめた料理です。

 サブのおかずです。

 サブの料理の中でもスープや汁物はこの分類です。

 カフェラテやミルクティーなど、エネルギーのある飲み物です。

 ## 料理写真

料理はすべて1人分の盛りつけです。食べる量がひと目でわかるので参考にしてください。

 ## 材料

献立、単品料理は、すべて材料は2人分です。おやつは、作りやすい分量を紹介していますが、1回に食べる量は各レシピを参照してください。

1カップは200mL、大さじ1は15mL、小さじ1は5mLです。「ミニスプーン」は1mLが計れる計量スプーンで、塩に関してはグラム数も併記しています。特にことわりがない場合、しょうゆは濃い口しょうゆ、みそは淡色辛みそ、砂糖は上白糖、塩はあら塩を使用しています。

この本で使用した主な調味料については189ページ、だしのとり方は10ページを参照してください。「だし」はこんぶとカツオ節の和風だしです。市販の「だしのもと」を使う場合、塩分に注意が必要です。魚や野菜などの○切れ、○個、○枚などの記載は目安です。季節や個体によって大きさには差があります。栄養価は（　）内の正味重量で計算しているので、重量を計って用意しましょう。

 ## 作り方

電子レンジは600Wの機種を使用しています。500Wで加熱する場合には、表記の加熱時間の1.2〜1.5割増しにしてください。

加熱時間は使用する機器や、調理器具の素材、大きさなどで差が出ます。様子を見ながら調整しましょう。

 ## メモ

このレシピを作るときに参考になるミニ知識です。

 ## コラム

エネルギーコントロールや減塩に役立つ情報です。

 ## おすすめの一日献立

掲載の献立に合うおすすめの「昼食と夕食」「朝食と夕食」「朝食と昼食」です。一日1600kcal、塩分6.5g未満が実現しやすい1例を紹介しています。

 ## 副菜や汁物を変えてみる

主菜や主食はそのままに、副菜や汁物を変えるアレンジを2例ずつ紹介しています。組み合わせを変えてもエネルギーと塩分は基準内になります。

きちんと朝食を食べるのが
健康維持のポイント

朝食のとり方

1食の目安

500 kcal
前後

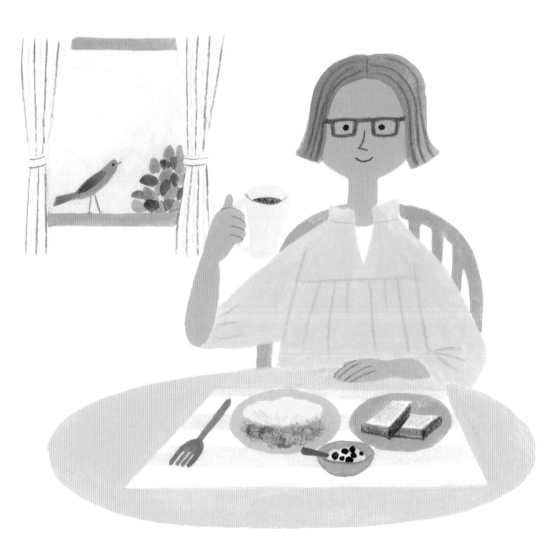

朝食抜きは肥満の原因
一日のリズムを守る

朝、食事をとることで体はリセットされます。活動によってエネルギーを消費する状態になるのです。

朝食を食べないと、体はエネルギーを得られないと判断して、体の表面温度を上げずに省エネをするため、かえって太りやすくなります。また、いざというときのために血糖を上げようとするため、筋肉をとりくずして糖に変え、筋力も体力も低下することにつながります。

食事と食事の間隔が長くなるので、おながすきすぎて必要以上に昼食を食べてしまい、食後の急激な血糖値の上昇で、体脂肪を蓄えてしまうことにもなります。

おかずでたんぱく質、
主食で炭水化物を

朝食は1食500kcal程度を目標にすると、一日元気に過ごせます。脂肪は少なめにし、卵や豆腐、牛乳などからきちんとたんぱく質をとることが大切です。

すぐにエネルギーになる炭水化物も重要。主食をきちんと食べましょう。ただし、パンは塩分が多いので要注意。バターやジャムは脂質や糖質のとりすぎにつながりがち。

ごはん派は漬け物や汁物の塩分に気をつけましょう。干物や魚卵なども塩分多めです。

本書の中から、お気に入りの献立を見つけてマイルールにしてもいいですね。考えるのがめんどうで朝食抜きになるより、毎日同じでもきちんと食べることが大切です。

1食分 **465**kcal ｜ 塩分 **1.4**g

豆乳スクランブルエッグ献立

トーストと卵の献立は野菜をたっぷり添えてバランスよく。
豆乳でふんわり仕上げたスクランブルエッグなら、
パンにバターをつけなくても満足なので、
カロリーと脂質が抑えられるのもいい。

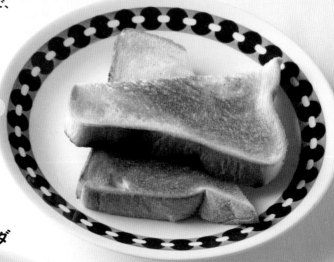

主食 **トースト**
112kcal / 塩分0.5g

副菜 **マッシュルームのサラダ**
95kcal / 塩分0.3g

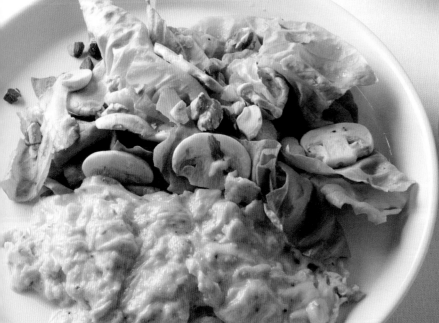

フルーツ **蒸し焼きりんご**
105kcal / 塩分0g

主菜 **豆乳スクランブルエッグ**
153kcal / 塩分0.6g

主菜 豆乳でコクを出せば低カロリーで大豆の栄養も
豆乳スクランブルエッグ

材料（2人分）

卵	3個
A 豆乳（無調整）	80mL
塩 ミニスプーン1/2（0.5g）	
こしょう	少量
ドライハーブミックス	少量
オリーブ油	小さじ1

作り方

1 ボウルに卵を割りほぐし、Aを加えてよく混ぜる。

2 フライパンに油を熱して1を流し入れ、ゆるい半熟状になるまで混ぜながら加熱する。

★ ドライハーブミックスを加えて香りをつけることで、減塩効果が期待できる。

副菜 マッシュルームの香りとナッツの歯ごたえがアクセント
マッシュルームのサラダ

材料（2人分）

マッシュルーム	10個（100g）
サラダ菜	大1株（100g）
ミックスナッツ（無塩ロースト）	20g
A オリーブ油	小さじ1
レモン汁	小さじ1
塩 ミニスプーン1/2（0.5g）	
こしょう	少量

作り方

1 マッシュルームは薄切りにし、サラダ菜はちぎる。ミックスナッツは食べやすく砕く。

2 ボウルに1を入れ、Aでさっとあえる。

【メモ】
マッシュルームは新鮮なものなら生で食べられる貴重なきのこ。みずみずしくて傷みのないものを選んでペーパータオルなどでふいてよごれを落とすといい。

主食 # トースト

材料（2人分）

食パン（8枚切り） 2枚

作り方

食パンはオーブントースターで焼き色がつくまで焼く。

デザート 甘さ控えめだからこそ果実のうまみが味わえる
蒸し焼きりんご

材料（2人分）

りんご	1個（210g）
はちみつ	小さじ4
シナモンパウダー	少量

作り方

1 りんごは1cm厚さのくし形に切り、小なべに入れて水大さじ2を加え、ふたをして中火にかけ、3分ほど蒸し煮にする。

2 器に盛り、はちみつ、シナモンパウダーをかける。

 この献立に合う
おすすめの
昼食と夕食

昼
豚丼献立
560kcal（塩分2.3g）
→ p.52

夕
タラの
レモンソテー献立
569kcal（塩分1.9g）
→ p.104

合計 1594kcal
（塩分5.6g）

副菜を変えてみる！

豆乳スクランブルエッグ 153kcal（塩分0.6g）
トースト 112kcal（塩分0.5g）
蒸し焼きりんご 105kcal（塩分0g）

＋ 例1
オクラとミニトマトの
モッツァレラチーズサラダ
114kcal（塩分0.5g）→p.147

＋ 例2
にんじんのポタージュ
115kcal（塩分0.7g）→p.150

合計 484kcal（塩分1.6g）　　合計 485kcal（塩分1.8g）

1食分 **421**kcal | 塩分 **1.4**g

トマトとひよこ豆のレンジ煮献立

ひよこ豆はほっこりとした独特の口当たりで食べごたえあり。
トマトといっしょに加熱すると、トーストによく合う主菜に。
柑橘でさわやかにまとめたサラダで野菜を補い、
手軽なヨーグルトと冷凍フルーツで乳製品もプラス。

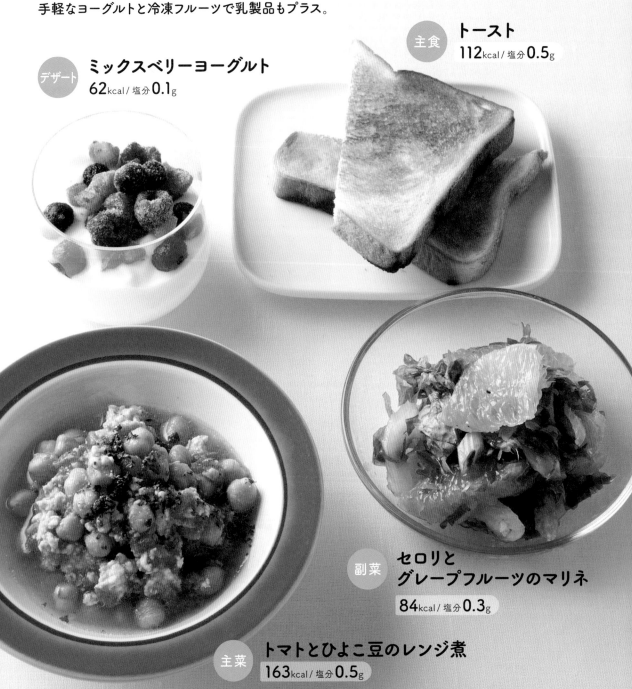

主食 **トースト**
112kcal / 塩分 0.5g

デザート **ミックスベリーヨーグルト**
62kcal / 塩分 0.1g

副菜 **セロリと
グレープフルーツのマリネ**
84kcal / 塩分 0.3g

主菜 **トマトとひよこ豆のレンジ煮**
163kcal / 塩分 0.5g

主菜 たんぱく質、食物繊維、ミネラルが豊富なひよこ豆を簡単に

トマトとひよこ豆のレンジ煮

材料（2人分）

トマト	大1個（200g）
ひよこ豆水煮缶詰め	100g
鶏ひき肉	80g
塩	ミニスプーン1（1g）
こしょう	少量
パセリのみじん切り	2g

作り方

1 トマトは1cm角のさいの目に切る。

2 耐熱ボウルに1とひよこ豆、ひき肉を入れ、塩、こしょうをふってよく混ぜ、電子レンジ（600W）で5分加熱する。パセリを散らして器に盛る。

副菜 酸味、苦みがきりっと味をひきしめる

セロリとグレープフルーツのマリネ

材料（2人分）

セロリ	大1本（100g）
塩	ミニスプーン1/2（0.5g）
グレープフルーツ	1個（210g）
オリーブ油	小さじ2
こしょう	少量

作り方

1 セロリは斜め薄切りにし、塩をふってもむ。グレープフルーツは薄皮をむき、小房に分ける。

2 ボウルに1を入れ、オリーブ油とこしょうであえる。

この献立に合う
**おすすめの
昼食と夕食**

昼

きつね玉丼献立
477kcal（塩分**2.4**g）
➡ p.58

夕

鶏のから揚げ献立
638kcal（塩分**2.3**g）
➡ p.90

合計 **1536**kcal
（塩分**6.1**g）

主食 # トースト

材料（2人分）

食パン（8枚切り）	2枚

作り方

食パンはオーブントースターで焼き色がつくまで焼く。

デザート ヨーグルトはカルシウム補給にも役立つ

ミックスベリーヨーグルト

材料（2人分）

ミックスベリー（冷凍）	30g
プレーンヨーグルト	200g

作り方

ヨーグルトを器に盛り、ベリーをのせる。

★ベリー類は生が手に入る時期には生を活用したい。

冷凍フルーツを活用

いちごやブルーベリーが定番の冷凍フルーツ。最近ではバナナ、パイナップル、マンゴーなど種類も増えてきています。旬の時期に急速に冷凍しているので、味も栄養もベストなものを一年じゅう手軽に食べられる便利な食材。ヨーグルトのトッピングのほか、料理にも使えるので冷凍室に常備しては？

副菜を変えてみる！

トマトとひよこ豆のレンジ煮 **163**kcal（塩分**0.5**g）
トースト **112**kcal（塩分**0.5**g）
ミックスベリーヨーグルト **62**kcal（塩分**0.1**g）

➕ **例1**

ヨーグルトポテトサラダ

134kcal（塩分**0.5**g）➡p.20

合計 **471**kcal（塩分**1.6**g）

➕ **例2**

キウイとレタスサラダ

70kcal（塩分**0.2**g）➡p.28

合計 **407**kcal（塩分**1.3**g）

1食分 **449**kcal | 塩分 **1.9**g

ささ身とにんじんの レモン蒸し献立

高たんぱくで低カロリーのささ身は、塩分をほとんど含まず、
クセがないので野菜のうまみをサポートしてくれます。
ヨーグルトのポテトサラダで乳製品も補い、
バランスのいい朝食献立になりました。

主食 **ロールパン**
185kcal / 塩分 0.7g

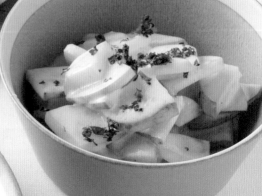

副菜 **ヨーグルト ポテトサラダ**
134kcal / 塩分 0.5g

主菜 **ささ身とにんじんのレモン蒸し**
130kcal / 塩分 0.7g

主菜 ささ身はかたくり粉をまとわせてしっとり
ささ身とにんじんのレモン蒸し

材料（2人分）

鶏ささ身	4本（200g）
にんじん	1本（150g）
かたくり粉	小さじ1
A 塩	ミニスプーン1（1g）
こしょう	少量
レモン（薄切り）	2枚

作り方

1 ささ身は筋をとり、3等分のそぎ切りにしてかたくり粉を薄くまぶす。にんじんはピーラーを使ってリボン状の薄切りにする。

2 1を厚手のなべに入れ、Aと水50mLを加えてふたをし、中火で8分ほど蒸し煮にする。

副菜 ヨーグルトとオリーブ油の組み合わせが最強の美味
ヨーグルトポテトサラダ

材料（2人分）

じゃが芋	小2個（200g）
A プレーンヨーグルト	100g
オリーブ油	小さじ2
塩	ミニスプーン1（1g）
こしょう	少量
パセリ（みじん切り）	5g

作り方

1 じゃが芋はよく洗って皮つきのまま半月の薄切りにし、沸騰した湯で1分ほどゆで、ざるにあげて湯をきる。

2 あら熱がとれたらよく混ぜたAであえる。器に盛り、パセリを散らす。

★ 好みでにんにくを半分に切り、器の内側を断面でこすると絶妙な風味がほんのりと香る。

主食 # ロールパン

材料（2人分）

ロールパン	4個（120g）

この献立に合う
おすすめの
昼食と夕食

昼

ドライカレー献立
563kcal（塩分**1.5**g）
→ p.68

夕

サワラとえのき、ほうれん草の煮物献立
590kcal（塩分**2.4**g）
→ p.88

合計 **1602**kcal
（塩分**5.8**g）

じゃが芋1個のヘルシー習慣

芋類は野菜には分類しないけれど、ビタミンや食物繊維が豊富で、積極的に食べたい食材。糖質が多いからと敬遠するのはまちがい。特にじゃが芋は芋類の中でもビタミンCが豊富で、しかも塩分を排出する働きのあるカリウムもたっぷり。主菜に添えたり、サラダにしたり、スープに加えるなど自由自在。

○ じゃが芋1個
正味およそ135g
エネルギー =80kcal
ビタミンC=38mg

副菜を変えてみる！

ささ身とにんじんのレモン蒸し 130kcal（塩分0.7g）
ロールパン 185kcal（塩分0.7g）

＋ 例1	＋ 例2
かぼちゃとカッテージチーズのサラダ	オクラとミニトマトのモッツァレラチーズサラダ
134kcal（塩分0.4g）→p.146	114kcal（塩分0.5g）→p.147
合計 449kcal（塩分1.8g）	合計 429kcal（塩分1.9g）

1食分 **466**kcal 塩分 **1.6**g

エビと厚揚げのしょうがいためと鶏がら中華がゆ献立

鶏がらだしだけで炊き上げた中華風のおかゆには
松の実のトッピングでコクと脂質をプラスすれば塩けは不要。
エビ＆厚揚げでたんぱく質もしっかりとれる主菜にもやしと豆苗の中華風あえ物を添えました。

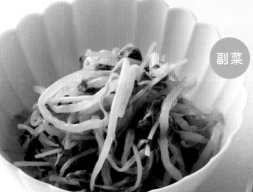

副菜 **もやしと豆苗のあえ物**
41kcal / 塩分 0.2g

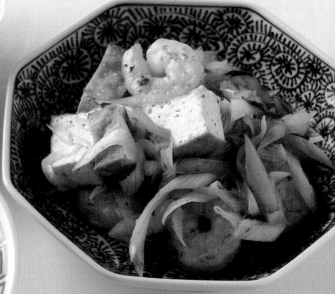

主菜 **エビと厚揚げのしょうがいため**
198kcal / 塩分 0.7g

主食 **鶏がら中華がゆ**
227kcal / 塩分 0.7g

主菜　切っていためるだけでボリューム主菜に

エビと厚揚げのしょうがいため

材料（2人分）

むきエビ	140g
厚揚げ	小1枚(150g)
長ねぎ	1本(75g)
しょうが	1かけ
ごま油	小さじ1
塩	ミニスプーン1(1g)
こしょう	少量

作り方

1 しょうがは細切り、ねぎは縦半分に切ってから斜め切りにする。厚揚げはひと口大に切る。

2 フライパンに油を熱し、エビとしょうがをいため、ねぎ、厚揚げを加えて塩、こしょうをふり、いため合わせる。

副菜　発芽野菜のみずみずしさを楽しむあえ物

もやしと豆苗のあえ物

材料（2人分）

もやし	100g
豆苗	100g
A　ごま油	小さじ1
しょうゆ・酢	各小さじ1/2

作り方

1 もやし、豆苗は沸騰した湯でさっとゆで、しっかり湯をきる。

2 あら熱をとって水けを絞り、ボウルに入れてAであえる。

主食　鶏がらスープでコトコト煮れば満腹おかゆに

鶏がら中華がゆ

材料（2人分）

ごはん	240g
顆粒鶏がらだし	小さじ1
松の実	10g

作り方

なべに水300mLを煮立て、ごはんと鶏がらだしを入れ、弱火で3分ほど煮る。器に盛り、松の実をふる。

> **メモ**
>
> ナッツやごまなどの種実は、じつはごはんととても相性がいい。コクとボリューム感があるので、つい塩けのあるおかずが欲しくなる主食をおいしく食べられる。

この献立に合う おすすめの 昼食と夕食

昼
鶏ごぼう焼きめし献立
496kcal（塩分2.5g）
→ p.62

夕
焼きギョーザ献立
646kcal（塩分2.4g）
→ p.98

合計　1608kcal
（塩分6.5g）

鶏がらだしの塩分

簡単に味が決まりやすい鶏がらだしは、たくさん使ってしまいがち。でも、じつはとても塩分が多いので、「塩」だと思っておいたほうがいい食材。うまみを補う最低限の量を使用することで、食材自体が持つ甘みやうまみを引き出すこと。

○ 顆粒鶏がらだし
　小さじ1＝3g
　塩分＝1.3g

副菜を変えてみる！

エビと厚揚げのしょうがいため 198kcal（塩分0.7g）
鶏がら中華がゆ 227kcal（塩分0.7g）

＋ 例1
ひじきとにんじんのナムル
53kcal（塩分0.6g）→p.146

＋ 例2
青梗菜のオイスターソースあえ
13kcal（塩分0.6g）→p.26

合計 478kcal（塩分2.0g）　　合計 438kcal（塩分2.0g）

1食分 **453**kcal | 塩分 **1.4**g

アボカドエッグトースト献立

アボカドは、ビタミンEや良質な脂質を含んだくだもの。
パンと相性がいいので卵といっしょにトーストでどうぞ。
β-カロテンたっぷりのブロッコリーはにんにくの香りがアクセント。
カフェオレで牛乳をとるとさらにバランスがいい。

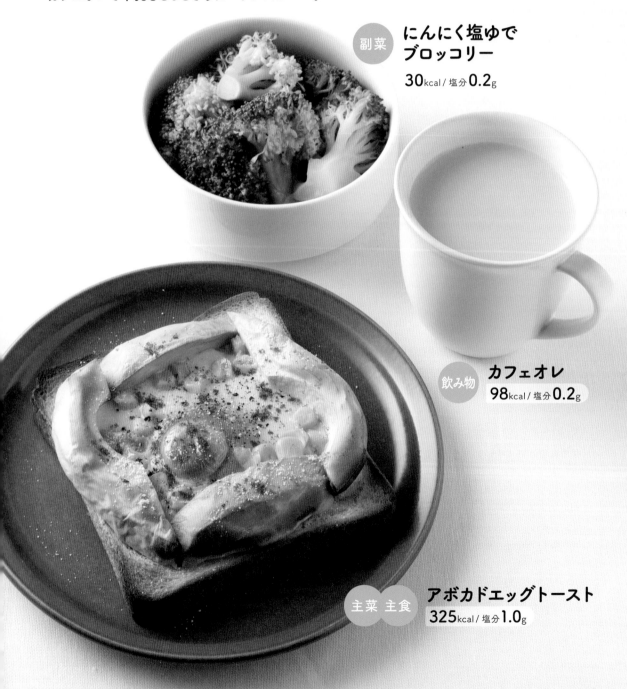

副菜 **にんにく塩ゆで
ブロッコリー**
30kcal / 塩分0.2g

飲み物 **カフェオレ**
98kcal / 塩分0.2g

主菜 主食 **アボカドエッグトースト**
325kcal / 塩分1.0g

主菜 主食 アボカドエッグトースト

ヘルシーだけどカロリー高めのアボカドは2人で1個で

材料（2人分）

アボカド ……………… 1個(140g)
卵 ……………………………… 2個
食パン（8枚切り）………… 2枚
スイートコーン ………… 30g
塩 …… ミニスプーン1/3(0.3g強)
こしょう ………………… 少量

作り方

1 アボカドは薄切りにし、食パンの縁を囲むように並べ、中心に卵を割り落とし、コーンを散らす。

2 塩、こしょうをふり、230℃のオーブンで10分ほど焼く。あればパプリカパウダーをふるとおいしい。

★ オーブントースターでもOK。卵の焼き加減を見ながら時間の調整を。

副菜 にんにく塩ゆでブロッコリー

ゆで湯にひと工夫で食べ飽きない味に

材料（2人分）

ブロッコリー …………… 1個(160g)
｜ 塩（ゆで湯用）…… 小さじ1と1/3
にんにく ………………… 1かけ

作り方

1 ブロッコリーは小房に分ける。にんにくはつぶす。

2 沸騰した湯1Lに塩を入れ、つぶしたにんにくを入れて煮立て、ブロッコリーを入れて1分30秒〜2分ゆでる。

3 ざるにあげて湯をきる。

★ 房を下にしてペーパータオルに乗せておくと、湯をきりやすく、水っぽくならない。

飲み物 カフェオレ

材料（2人分）

コーヒー ………………… 100mL
牛乳 ……………………… 300mL

作り方

牛乳は温め、熱いコーヒーに加えて混ぜる。

この献立に合う
おすすめの
昼食と夕食

昼
シンガポール
チキンライス献立
504kcal（塩分**1.9**g）
➡ p.72

夕
サバのホイル焼き
献立
616kcal（塩分**2.1**g）
➡ p.102

合計 **1573**kcal
（塩分**5.4**g）

一日コップ1杯の牛乳を

牛乳や乳製品は、良質なたんぱく源であり、カルシウムやビタミンB₂などもしっかりとれる食材。しかも調理しなくていい手軽さなのが牛乳。1日コップ1杯の牛乳習慣をおすすめ。そのまま飲むだけでなく、ホットミルクにしたり、カフェオレやミルクティーなどもいい。牛乳でお腹がゴロゴロしてしまう人はヨーグルトやチーズを積極的に。

○ 牛乳コップ1杯およそ150g
エネルギー =92kcal
たんぱく質=4.5g
カルシウム=165mg
★200mLなら210gです。

副菜を変えてみる！

アボカドエッグトースト 325kcal（塩分1.0g）
カフェオレ 98kcal（塩分0.2g）

➕ 例1
グリーンサラダ
ジンジャードレッシング
32kcal（塩分**0.5**g）➡p.66

➕ 例2
キャベツの
スパイスコールスロー
47kcal（塩分**0.4**g）➡p.106

合計 **455**kcal（塩分**1.7**g）　合計 **470**kcal（塩分**1.6**g）

1食分 **514**kcal | 塩分 **1.5**g

台湾風豆乳スープ献立

温めた豆乳に酢を加えることでとろりとかたまった豆乳スープは
台湾では定番の朝ごはんです。
トッピングをたっぷりのせても、副菜として添えてもOK。
卵、豆乳、野菜と食材がしっかり食べられます。

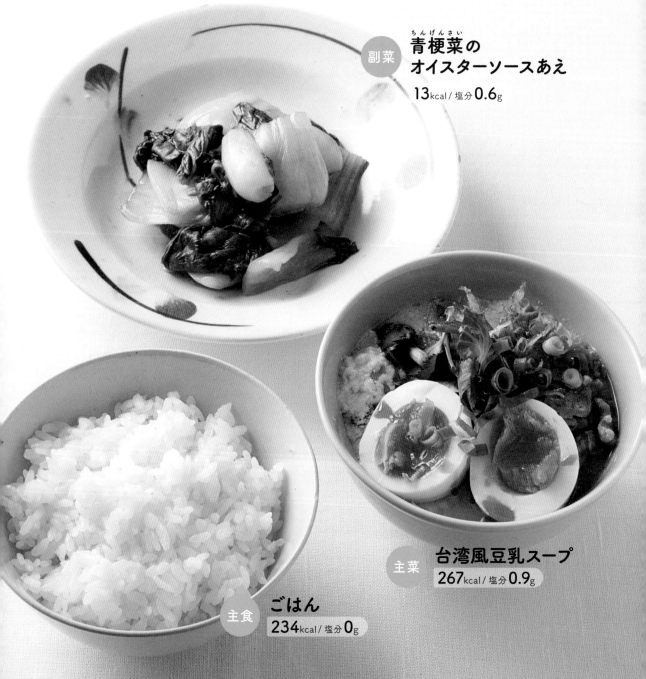

副菜 青梗菜<ruby>青梗菜<rt>ちんげんさい</rt></ruby>の
オイスターソースあえ
13kcal / 塩分0.6g

主菜 台湾風豆乳スープ
267kcal / 塩分0.9g

主食 ごはん
234kcal / 塩分0g

主菜 ほんのり酸味のトロトロスープで胃を温める
台湾風豆乳スープ

材料（2人分）

豆乳（無調整）	400mL
酢	小さじ2
顆粒鶏がらだし	小さじ1

トッピング

サクラエビ	5g
万能ねぎ（小口切り）	15g
パクチー	15g
ラー油	小さじ1
ゆで卵	2個
くるみ（あらめに砕く）	20g

作り方

1 なべに豆乳と酢を入れて火にかけ、混ぜながら温め、鶏がらだしを加えてひと煮する。

2 器に盛り、トッピングをのせて食べる。

メモ

サクラエビや鶏がらスープのうまみ、香味野菜を生かして、味つけはなくていい。

この献立に合う
おすすめの
昼食と夕食

昼

ひよこ豆の
トマトソースペンネ
献立
457kcal（塩分**1.3**g）
➡ p.66

夕

漬けマグロサラダ
献立
600kcal（塩分**2.4**g）
➡ p.96

合計 **1571**kcal
（塩分**5.2**g）

副菜 青菜を手早くおいしくしてくれるオイスターソース
青梗菜のオイスターソースあえ

材料（2人分）

青梗菜		2株（160g）
A	オイスターソース	大さじ1/2
	酢	小さじ1/2

作り方

1 青梗菜はざくざくと切り、耐熱容器に入れて電子レンジ（600W）で2分ほど加熱する。

2 あら熱をとって水けを絞り、Aを加えてあえる。

主食 ごはん

材料（2人分）

ごはん	300g

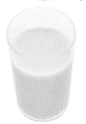

豆乳ヘルシー活用術

ゆでた大豆を搾ったものが豆乳。ここににがりを加えてかためると豆腐になる。大豆はたんぱく質やイソフラボン、レシチンなどを含み、低カロリーでヘルシーと大人気。牛乳代わりにソイラテやスムージーなどのドリンクとして楽しむだけでなく、スープやシチューなどの料理に加えてもまろやかなコクが楽しめる。

○ 豆乳（無調整）
コップ1杯約150 g
エネルギー =66kcal
たんぱく質=5.1g

副菜を変えてみる！

台湾風豆乳スープ 267kcal（塩分0.9g）
ごはん 234kcal（塩分0g）

＋ 例1

青梗菜とサクラエビの
しょうがあえ

38kcal（塩分**0.6**g）➡p.148

合計 **539**kcal（塩分**1.5**g）

＋ 例2

もやしと豆苗のあえ物

41kcal（塩分**0.2**g）➡p.22

合計 **542**kcal（塩分**1.1**g）

1食分 **489**kcal | 塩分 **1.8**g

エッグスラット献立

マッシュしたじゃが芋に牛乳とチーズを加え、卵を落とした一品。
しっかり栄養のとれる主菜はトーストですくって食べてみたい。
生野菜はフルーツのソースがさわやかでまたポテトに手が伸びます。
香り、甘み、食感でボリュームも満足感もある献立です。

副菜 **キウイとレタスサラダ**
70kcal / 塩分0.2g

主食 **カリカリトースト**
112kcal / 塩分0.5g

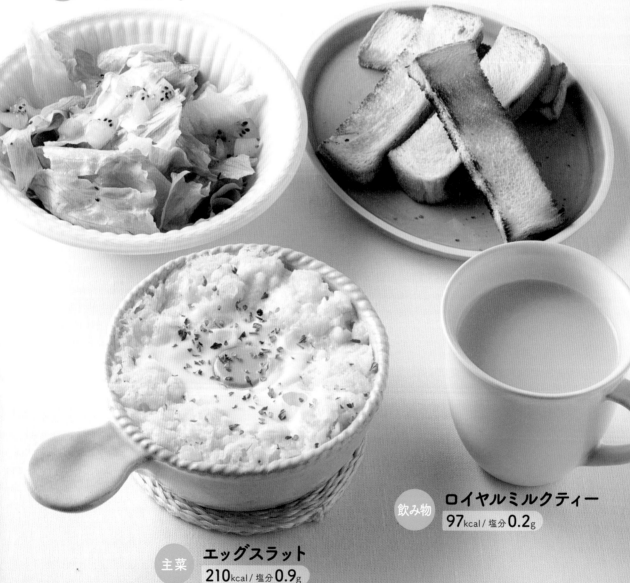

飲み物 **ロイヤルミルクティー**
97kcal / 塩分0.2g

主菜 **エッグスラット**
210kcal / 塩分0.9g

主菜 エッグスラット

材料（2人分）

じゃが芋	2個（300g）
卵	2個
A 塩	ミニスプーン1（1g）
ピザ用チーズ	10g
にんにく（すりおろし）	少量
牛乳	大さじ6

作り方

1 じゃが芋は電子レンジ（600W）で5分ほど加熱して皮をむき、マッシャーやすりこ木などでつぶす。

2 1にAを加えて混ぜ、2等分して耐熱容器に入れ、中央を少しへこませて卵を1個ずつを割り落とし、ようじで刺して黄身に小さな穴をあける。

3 ラップをかけて電子レンジで1個につき2分加熱し、卵が半熟になるまで温める。好みでドライハーブやパセリのみじん切りなどを散らし、スプーンですくって食べる。

★ カリッと焼いたパンですくってもおいしい。

この献立に合う
おすすめの
昼食と夕食

昼

鶏だし茶漬け献立
513kcal（塩分**2.2**g）
➡ p.56

夕

鶏レバーの
カレー粉焼き献立
554kcal（塩分**1.2**g）
➡ p112

合計 **1556**kcal
（塩分**5.2**g）

副菜 キウイとレタスサラダ

ほんのり甘ずっぱいキウイソースが減塩にも

材料（2人分）

レタス	80g
キウイフルーツ	1個（70g）
A オリーブ油	小さじ2
はちみつ	小さじ1
塩	ミニスプーン1/2（0.5g）
こしょう	少量

作り方

1 キウイは5mm角に切ってボウルに入れ、Aを加えてからめる。

2 レタスは食べやすくちぎり、1に加えてさっくりとあえる。

主食 カリカリトースト

材料（2人分）

食パン（8枚切り）	2枚（90g）

作り方

パンは1枚を縦4等分に切り、オーブントースターで焼き色がつくまでカリカリに焼く。

飲み物 ロイヤルミルクティー

材料（2人分）

牛乳	300mL
紅茶	100mL

作り方

牛乳は温め、熱い紅茶に加えて混ぜる。

副菜を変えてみる！

エッグスラット **210**kcal（塩分**0.9**g）
カリカリトースト **112**kcal（塩分**0.5**g）
ロイヤルミルクティー **97**kcal（塩分**0.2**g）

➕ 例1　　　　　　➕ 例2

セロリとグレープフルーツ　　きゅうりと水菜のサラダ
のマリネ

84kcal（塩分**0.3**g）➡p.18　　**55**kcal（塩分**0.5**g）➡p.110

合計 **503**kcal（塩分**1.9**g）　合計 **474**kcal（塩分**2.1**g）

1食分 **559**kcal 塩分 **1.5**g

サケのレモン塩麹焼き献立

和朝食の定番のサケを麹に漬けて焼き上げると、
うまみたっぷりで塩分控えめでもおいしい。
マヨネーズをきんぴらに使えば、こちらも減塩効果が上がり、
ヘルシーな日本の朝ごはんを楽しめます。

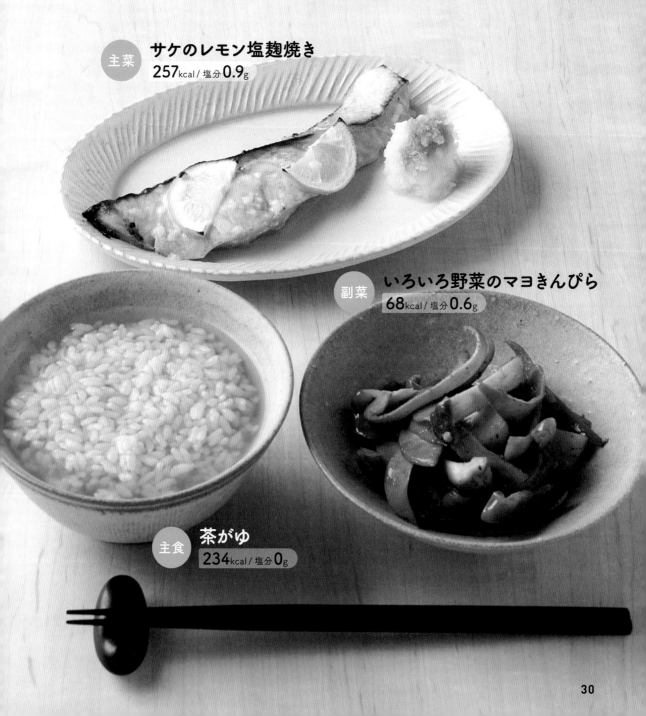

主菜 **サケのレモン塩麹焼き**
257kcal / 塩分 0.9g

副菜 **いろいろ野菜のマヨきんぴら**
68kcal / 塩分 0.6g

主食 **茶がゆ**
234kcal / 塩分 0g

主菜 麹を使って発酵させたうまみたっぷりの調味料で減塩
サケのレモン塩麹焼き

材料（2人分）

生ザケ	2切れ（200g）
塩麹	大さじ1
みりん	小さじ1
レモン（輪切り）	2枚
大根	100g
しょうゆ	ミニスプーン1

作り方

1 塩麹とみりんを混ぜてサケにからめ、半分に切ったレモンをのせ、魚焼きグリルで焼く。大根はすりおろして汁けをきる。

2 サケに大根おろしを添え、しょうゆをかける。

副菜 マヨネーズのコクが野菜を味わい深くまとめる
いろいろ野菜のマヨきんぴら

材料（2人分）

にんじん	小1/2本（60g）
ピーマン	3個（75g）
エリンギ	大1本（60g）
マヨネーズ	大さじ1
しょうゆ	小さじ1
七味とうがらし	少量

作り方

1 にんじんは縦半分に切って斜め薄切りにし、ピーマンは小さめの乱切り、エリンギは縦薄切りにする。

2 フライパンにマヨネーズを入れて中火にかけ、半分くらいとけたらにんじん、エリンギ、ピーマンの順に加えていため、しょうゆ、七味とうがらしを加えていため合わせる。

主食
茶がゆ

材料（2人分）

ごはん	300g
ほうじ茶	適量

作り方

なべにごはんとほうじ茶を入れ、さっと煮る。

メモ

茶がゆはサラサラと食べられ、食欲のない日にもおすすめ。ほうじ茶葉は熱湯を注いでもいいので、手間いらずです。ペットボトルのほうじ茶を電子レンジで温めるとさらに手軽。緑茶、玄米茶とお茶の種類を変えると、変化がつく。いずれもノンカロリーなので、量は気にしなくていいのもうれしい。

この献立に合う
おすすめの
昼食と夕食

昼

カレーうどん献立
472kcal（塩分**2.8**g）
→ p.60

夕

かぼちゃと豚肉のチーズ焼き献立
564kcal（塩分**1.3**g）
→ p.116

合計 **1595**kcal
（塩分**5.6**g）

副菜を変えてみる！

サケのレモン塩麹焼き **257**kcal（塩分**0.9**g）
茶がゆ **234**kcal（塩分**0**g）

＋ 例1

さやいんげんのザーサイいため
49kcal（塩分**0.6**g）→p.141

合計 **540**kcal（塩分**1.5**g）

＋ 例2

ピーマンとえのきの煮物
57kcal（塩分**0.7**g）→p.143

合計 **548**kcal（塩分**1.6**g）

| 1食分 | **493**kcal | 塩分 | **1.4**g |

さ さ 身 と キ ャ ベ ツ 、 し め じ の カ レ ー い た め 献 立

肉と野菜のいため物を中心に
みそ汁は具だくさんかつ豆乳入りで減塩。
一汁一菜でバランスのいい朝食に、
くだものを添えることでビタミンもプラス。

 主菜 **ささ身とキャベツ、
しめじのカレーいため**
177kcal / 塩分1.0g

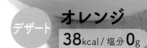 デザート **オレンジ**
38kcal / 塩分0g

汁物 **ブロッコリー
豆乳みそ汁**
44kcal / 塩分0.4g

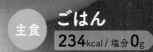 主食 **ごはん**
234kcal / 塩分0g

主菜 カレー風味が淡泊なささ身とキャベツを満足味に

ささ身とキャベツ、しめじのカレーいため

材料（2人分）

鶏ささ身	4本(200g)
キャベツ	2枚(120g)
しめじ類	1/2パック(50g)
オリーブ油	大さじ1
カレー粉	小さじ1/2
しょうゆ	小さじ1

作り方

1 ささ身は薄いそぎ切り、キャベツは大きめの短冊切りにし、しめじは小房に分ける。

2 フライパンに油を熱し、ささ身の両面をきつね色に焼き、キャベツ、しめじを加えていため、カレー粉、しょうゆを加えていため合わせる。

汁物 汁物の具材にしてもおいしい緑色野菜

ブロッコリー豆乳みそ汁

この献立に合う
おすすめの
昼食と夕食

昼

納豆にらそば献立
521kcal（塩分**2.6**g）
➡ p.54

夕

豚肉のトマト
ジュース煮献立
592kcal（塩分**1.3**g）
➡ p.106

合計 **1606**kcal
（塩分**5.3**g）

材料（2人分）

ブロッコリー	約1/2個(80g)
だし	3/4カップ
豆乳(無調整)	1/2カップ
みそ	小さじ1

作り方

1 ブロッコリーは小房に分け、さらに食べやすく薄切りにする。

2 なべにだしを煮立て1を入れ、2分ほど煮て、みそをとき入れ、豆乳を加えてひと煮立ちさせる。

主食 ごはん

材料（2人分）

ごはん	300g

デザート オレンジ

材料（2人分）

オレンジ	大1個(180g)

作り方

オレンジはくし形に切る。

メモ

柑橘類は四季折々に出まわるので、旬のものを選ぶと手ごろで栄養価も高い。冬はみかん、だいだい、夏はデコポンや甘夏などがおすすめです。

汁物は具だくさんで汁少なめに

塩けの強いみそ汁やスープなど、汁物は減塩の敵と思いがち。でも、問題なのは塩分の量。汁の実を多くし、汁そのものの量を減らせば、「うすい」印象にはならないので、実を多め、汁は少なめをルールに。1人分でだしや豆乳など水分のトータルを125～150mLに抑えるのが目安。

汁物を変えてみる！

ささ身とキャベツ、しめじのカレーいため **177**kcal（塩分**1.0**g）
ごはん **234**kcal（塩分**0**g）
オレンジ **38**kcal（塩分**0**g）

+ 例1

小松菜のからしマヨあえ

54kcal（塩分**0.6**g）➡p.140

合計 **503**kcal（塩分**1.6**g）

+ 例2

ひじきと三つ葉の白あえ

85kcal（塩分**0.7**g）➡p.144

合計 **534**kcal（塩分**1.7**g）

1食分 **526**kcal｜塩分 **1.6**g

ツナとねぎのいり豆腐献立

豆腐とツナでたんぱく質がしっかりとれる主菜は
油漬けのツナを使ってもこのエネルギー量におさまるレシピです。
漬け物は塩分が多いからとあきらめないで。
ヨーグルトの酸味を活用すればたっぷり食べられます。

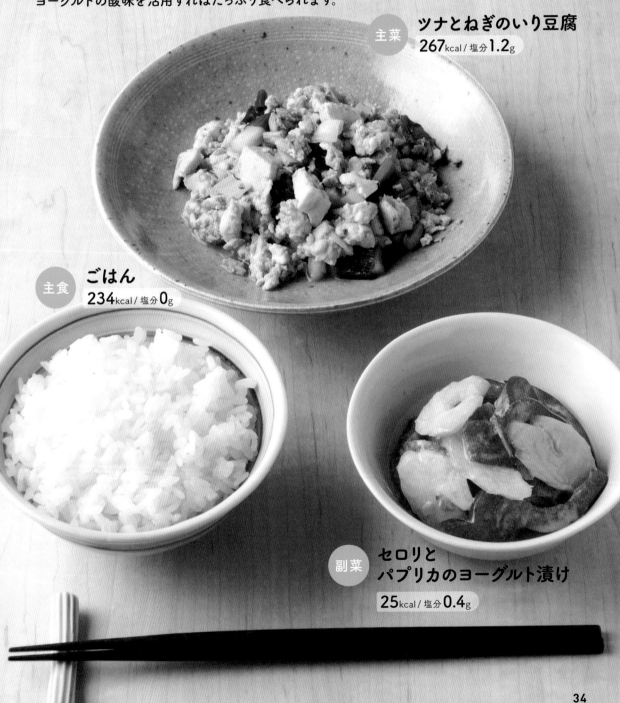

主菜 **ツナとねぎのいり豆腐**
267kcal / 塩分**1.2**g

主食 **ごはん**
234kcal / 塩分**0**g

副菜 **セロリと
パプリカのヨーグルト漬け**
25kcal / 塩分**0.4**g

主菜 油漬けのツナ缶を使うのがうまみとコクのポイント

ツナとねぎのいり豆腐

材料（2人分）

もめん豆腐 ………………… 1丁（300g）
ツナ油漬け缶詰め … 小1缶（70g）
長ねぎ ……………………… 1本（100g）
ごま油 ……………………… 小さじ2
A｜ しょうゆ ………………… 小さじ2
　｜ みりん …………………… 小さじ1

作り方

1 ねぎは小口切り、豆腐はペーパータオルに包んで水けを軽く絞り、ツナは缶汁をきる。

2 フライパンに油を熱し、ねぎを香ばしくなるまでいため、豆腐を加えて木べらでくずしながらいためる。

3 ツナ、Aを加えていため合わせる。

副菜 みそにヨーグルトのダブルの発酵食品で漬ける

セロリとパプリカのヨーグルト漬け

材料（2人分）

セロリ ……………………… 大1本（100g）
パプリカ ………………… 1/4個（40g）
A｜ プレーンヨーグルト
　｜ ……………………… 大さじ2
　｜ みそ ……………………… 小さじ1

作り方

1 セロリは斜め薄切りにし、パプリカは細切りにする。

2 ポリ袋にAと1を入れ、軽くもんでなじませ、空気を抜いて閉じ、冷蔵庫で10分ほど漬ける。

メモ

ヨーグルトとみそを使った漬け物は応用自在。大根、かぶ、きゅうりなどの定番野菜も、ズッキーニやラディッシュなどもおいしいので試してみたい。

この献立に合う
おすすめの
昼食と夕食

昼

トマトとメカジキの
スパイスいため
ライス献立
485kcal（塩分**1.5**g）
➡ p.74

夕

ピーマンの
肉詰め献立
577kcal（塩分**2.5**g）
➡ p.100

合計 **1588**kcal
（塩分**5.6**g）

主食 # ごはん

材料（2人分）

ごはん ………………………………… 300g

ツナ缶のこと知りたい

手ごろでアレンジ自在なツナ缶。原材料はおもにマグロとカツオ。調味液は半分以上が油を使っている「油漬け」、油を使っているけれど半分未満の「油入り水煮」、水煮またはスープ煮の「ノンオイルタイプ」が主流。身の形状もかたまりを生かしたものと、フレーク状に細かくほぐしたものがある。エネルギーだけでみると水煮タイプがヘルシーと思われがちだけれど、油漬けはうまみが濃いので満足感を得やすいメリットも。

副菜を変えてみる！

ツナとねぎのいり豆腐 267kcal（塩分1.2g）
ごはん 234kcal（塩分0g）

＋ 例1

スナップえんどうの
しょうがあえ
41kcal（塩分0.4g）➡p.144

＋ 例2

大根のレモン漬け
18kcal（塩分0.5g）➡p.62

合計 542kcal（塩分1.6g）　　合計 519kcal（塩分1.7g）

1食分 **512**kcal 塩分 **1.5**g

厚揚げともやしの
おかかソースいため献立

カツオ節の濃いうまみは、淡泊な野菜や豆腐の強い味方です。酢の物で味の変化が楽しめる
家庭的な朝食。長芋にはデンプン分解酵素のアミラーゼが豊富なので、消化にいい
軽やかな食卓に欠かせません。

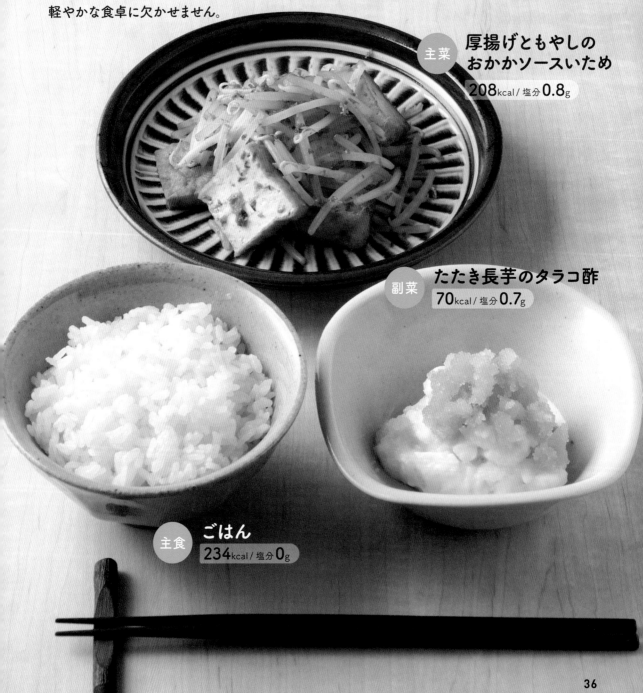

主菜 **厚揚げともやしの
おかかソースいため**
208kcal / 塩分0.8g

副菜 **たたき長芋のタラコ酢**
70kcal / 塩分0.7g

主食 **ごはん**
234kcal / 塩分0g

主菜 厚揚げは豆腐の栄養素に油のうまみで野菜をサポート
厚揚げともやしのおかかソースいため

材料（2人分）

厚揚げ	1枚（200g）
もやし	200g
オリーブ油	小さじ2
ウスターソース	大さじ1
削りガツオ	1/2袋（2g）

作り方

1 厚揚げは縦半分に切り、さらに1cm厚さに切る。

2 フライパンに油を熱し、厚揚げ、もやしをいため、ソース、削りガツオを加えていため合わせる。

副菜 長芋は山芋の中でも低カロリーかつカリウム豊富で体にいい
たたき長芋のタラコ酢

材料（2人分）

長芋	150g
酢	小さじ2
タラコ	30g

作り方

長芋はポリ袋に入れてめん棒などで大きめにたたき割り、酢を加えてあえ、器に盛り、ほぐしたタラコを添える。

メモ

長芋や山芋などは手がかゆくなることもあるので、調理にはひと工夫を。ピーラーなどで皮をむいたらポリ袋に入れてたたくと簡単。大小にムラのあるのが口当たりの変化につながります。

この献立に合う
おすすめの
昼食と夕食

昼

エビチリ丼献立
463kcal（塩分**2.1**g）
➡ p.70

夕

豚のしょうが焼き献立
614kcal（塩分**2.5**g）
➡ p.86

合計 **1589**kcal
（塩分**6.1**g）

主食 # ごはん

材料（2人分）

ごはん	300g

おかかと塩分

料理に少量トッピングしたり、あえ物に加えたり、うまみを足してくれる名脇役が削りガツオ（おかか）。カツオ節を削ったもので、1回に使う量に合わせ、2g、4gなどの少量パックがあり、とても便利。削りガツオを使うさいに気をつけたいのが塩分。削りガツオ自体の塩分は、10gで0.1g程度とそれほどではないけれど、しょうゆ味と好相性なのが難点。必ず調味料は量を計って使うこと。おいしいけれど、ごはんにカツオ節としょうゆをかけるのは、減塩生活ではご法度。

副菜を変えてみる！

厚揚げともやしのおかかソースいため **208**kcal（塩分**0.8**g）
ごはん **234**kcal（塩分**0**g）

➕ 例1

かぶのおろし汁

26kcal（塩分**0.7**g）➡ p.153

合計 **468**kcal（塩分**1.5**g）

➕ 例2

切りこぶとねぎの煮物

48kcal（塩分**0.8**g）➡ p.144

合計 **490**kcal（塩分**1.6**g）

1食分 **514**kcal ｜ 塩分 **1.6**g

サケ缶とじゃが芋、豆苗の ごま風味いため献立

サケ缶は調理の手間が省けて便利な魚の缶詰め。

低カロリーで高たんぱく、ビタミン D・ビタミン B12 も豊富。

野菜と芋を組み合わせた主菜はバランス抜群です。

さっぱりとしたあえ物は塩分控えめ。

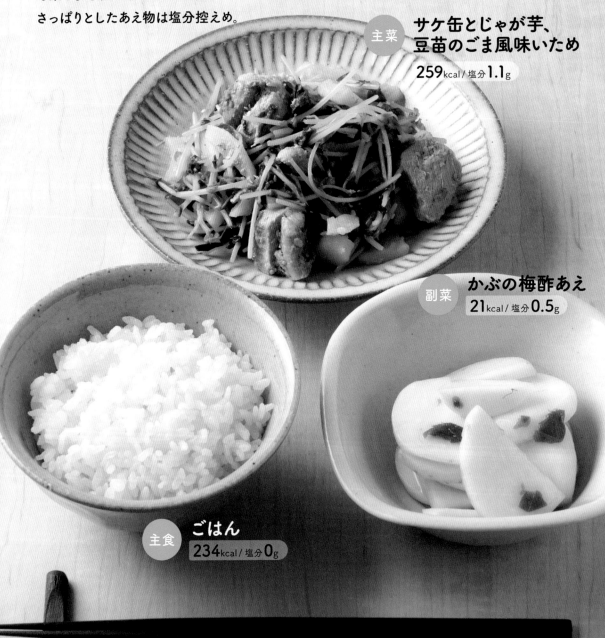

主菜 **サケ缶とじゃが芋、 豆苗のごま風味いため** 259kcal / 塩分1.1g

副菜 **かぶの梅酢あえ** 21kcal / 塩分0.5g

主食 **ごはん** 234kcal / 塩分0g

主菜 加熱の手間が減らせる魚缶の便利おかず

サケ缶とじゃが芋、豆苗のごま風味いため

材料（2人分）

サケ水煮缶詰め	1缶（145g）
じゃが芋	小2個（200g）
豆苗	1パック（100g）
ごま油	大さじ1
A すりごま	小さじ2
しょうゆ	大さじ1/2
酒	小さじ2

作り方

1 じゃが芋は皮をむいて短冊切りにし、さっと水にさらして平らにしてラップで包み、電子レンジ（600W）で3分加熱する。

2 豆苗は長さを半分に切り、サケ缶は缶汁をきって大きくほぐす。

3 フライパンに油を熱して1をいため、2を加えてさっといため、Aを加えていため合わせる。

副菜 梅干しのおいしさで逆に減塩に

かぶの梅酢あえ

材料（2人分）

かぶ	大2個（160g）
梅干（塩分18％のもの）	1/2個（5g）
酢	小さじ2
砂糖	小さじ1/2

作り方

かぶは薄切りにし、たたいた梅干と酢、砂糖を混ぜてあえる。

メモ

梅干しは種に沿って実をそぎとり、包丁でねっとりするまでたたく。必ず半量使って、残りはラップをかけるなどして冷蔵庫で保存し、次の食事で利用するといい。めんどうくさいからと全量使うとかなりの塩分オーバーに。梅干しは1個で正味約15gで、塩分2.7gも含みます。

主食 ごはん

材料（2人分）

ごはん	300g

この献立に合う
おすすめの
昼食と夕食

昼
ささ身とミニトマトのハーブいため献立
466kcal（塩分**0.8**g）
➡ p.64

夕
豆腐のマカロニグラタン献立
593kcal（塩分**2.7**g）
➡ p.108

合計 **1573**kcal（塩分**5.1**g）

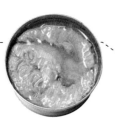

サケ缶の栄養素

サケはピンク色の身をしているけれど、白身魚。ピンクの色の正体はアスタキサンチンという色素成分で、抗酸化作用などが認められているため、健康維持に役立つと期待されている。その他、骨の健康を守るカルシウムやビタミンDも豊富。

副菜を変えてみる！

サケ缶とじゃが芋、豆苗のごま風味いため 259kcal（塩分1.1g）
ごはん 234kcal（塩分0g）

➕ 例1
セロリの甘酢あえ
23kcal（塩分0.3g）➡p.50
合計 **516**kcal（塩分**1.4**g）

➕ 例2
なめこおろし
31kcal（塩分0.7g）➡p.90
合計 **524**kcal（塩分**1.8**g）

1食分 **501**kcal ｜ 塩分 **1.4**g

温玉納豆献立

朝食の代名詞ともいえる納豆。白ごはんとの相性のよさは折り紙つき。
大豆の栄養素が発酵によってアップし、完全栄養食といわれる卵をのせて……。
だからこの献立の主菜は温玉納豆です。
手軽なレンジレシピとフルーツを添えて完璧に。

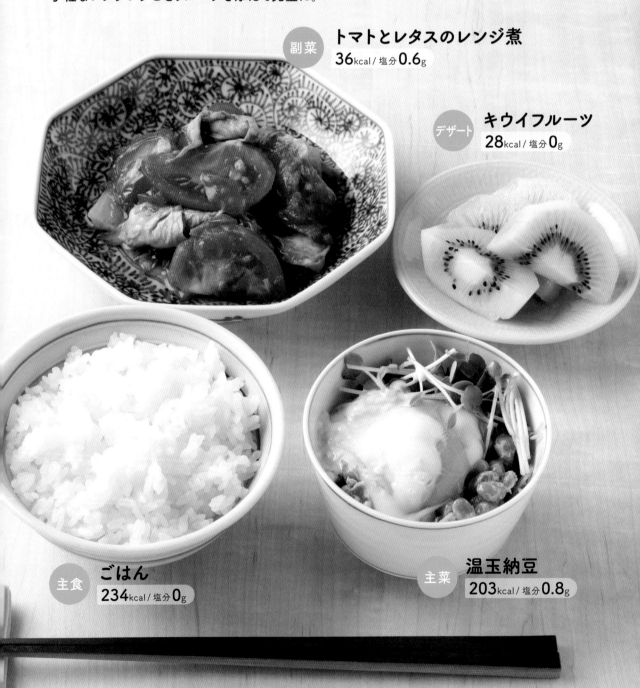

副菜 **トマトとレタスのレンジ煮**
36kcal / 塩分 0.6g

デザート **キウイフルーツ**
28kcal / 塩分 0g

主食 **ごはん**
234kcal / 塩分 0g

主菜 **温玉納豆**
203kcal / 塩分 0.8g

主菜 好みの納豆に温泉卵をガッと混ぜてごはんにかける
温玉納豆

材料（2人分）
温泉卵（右記） ……………… 2個
納豆 ……………… 2パック（80g）
貝割れ菜 ……………… 1パック（50g）
A ┃ マヨネーズ ……………… 大さじ1
　 ┃ ポン酢しょうゆ ……… 小さじ2
★温泉卵は市販品でも。

作り方
1 貝割れ菜は長さを3等分に切る。
2 器に納豆を盛って温泉卵をのせ、1を添える。Aをよく混ぜてかける。

温泉卵の作り方

卵1個はマグカップにそっと割り入れ、かぶるくらいの水（1/2カップ）をそっと注ぎ入れ、酢小さじ1を加えて、ようじで卵黄に小さく穴を開ける。電子レンジ（600W）で1分加熱する。穴じゃくしなどに受けてペーパータオルでそっと水分をとる。

この献立に合う
おすすめの
昼食と夕食

昼
レバにらいため
献立
466kcal（塩分**2.1**g）
➡ p.76

夕
サケの南蛮漬け
献立
629kcal（塩分**2.5**g）
➡ p.92

合計 **1596**kcal
（塩分**6.0**g）

副菜 野菜2品をレンジで食べやすく
トマトとレタスのレンジ煮

材料（2人分）
トマト ……………… 大1個（120g）
レタス ……………… 2枚（60g）
A ┃ 削りガツオ ……… 1/2袋（2g）
　 ┃ みりん ……………… 小さじ1
　 ┃ しょうゆ ……… 小さじ1と1/3
　 ┃ 水 ……………… 大さじ3

作り方
1 レタスは食べやすい大きさにちぎり、トマトはくし形に切る。
2 1を耐熱容器に入れてAをかけ、ふんわりとラップをかけて電子レンジ（600W）で3分加熱する。

主食 # ごはん

材料（2人分）
ごはん ……………… 300g

デザート # キウイフルーツ

材料（2人分）
キウイ ……………… 大1個（110g）

作り方
食べやすく切る。

副菜を変えてみる！

温玉納豆 203kcal（塩分0.8g）
ごはん 234kcal（塩分0g）
キウイフルーツ 28kcal（塩分0g）

➕ 例1
春菊と大根のごまみそ汁
37kcal（塩分0.8g）➡p.100
合計 502kcal（塩分1.6g）

➕ 例2
レタスのお浸し
36kcal（塩分0.6g）➡p.142
合計 501kcal（塩分1.4g）

1食分 **537**kcal | 塩分 **1.5**g

小松菜とベーコンの 卵いため献立

緑黄色野菜と卵の強力コンビをおいしくするのは
少量のベーコンのうまみと塩けです。
単体で食べるとカロリーも塩分も多めのベーコンのよい活用法。
野菜とフルーツを添えてビタミンとミネラルを補います。

デザート **パインヨーグルト**
97kcal / 塩分 **0.1**g

副菜 **きゅうりのゆずこしょう酢あえ**
9kcal / 塩分 **0.3**g

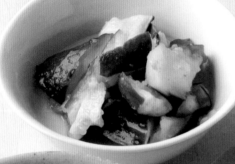

主食 **ごはん**
234kcal / 塩分 **0**g

主菜 **小松菜とベーコンの卵いため**
197kcal / 塩分 **1.1**g

主菜 簡単！ ドンドン足していためていくだけ！

小松菜とベーコンの卵いため

材料（2人分）

小松菜	4〜5株（150g）
ベーコン	1枚（17g）
卵	3個
オリーブ油	小さじ2
塩	小さじ1/4
こしょう	少量

作り方

1 小松菜は3cm長さに切り、ベーコンは1cm幅に切る。卵は割りほぐす。

2 フライパンに油を熱してベーコンをいため、焼き色がついたら小松菜を加えていため、端に寄せてあいたところに卵を流し入れ、いり卵を作って全体をいため合わせる。塩、こしょうを加えて仕上げる。

副菜 独特の香りと辛みで満足味に

きゅうりのゆずこしょう酢あえ

材料（2人分）

きゅうり	1本（100g）
ゆずこしょう	小さじ1/3
酢	小さじ2

作り方

きゅうりはめん棒などでたたいてひと口大に割る。ゆずこしょうと酢を混ぜてあえる。

主食 ごはん

材料（2人分）

ごはん	300g

デザート パインヨーグルト

材料（2人分）

プレーンヨーグルト	200g
カットパイン	150g

作り方

器にヨーグルトを盛り、パインをのせる。

この献立に合う
おすすめの
昼食と夕食

昼

豆乳担々めん献立
582kcal（塩分**2.4g**）
➡ p50

夕

アクアパッツァ献立
520kcal（塩分**2.4g**）
➡ p.110

合計 **1639kcal**
（塩分**6.3g**）

カットフルーツを活用

食事の締めくくりに少量のフルーツやデザートがあるとうれしいもの。くだものは皮をむいたり、種をとったりするのが手間だけれど、最近はカットフルーツのバリエーションが豊富。パイナップルやスイカ、桃、ぶどうなど季節のフルーツが手軽なパックで市販されている。食物繊維やビタミン、ミネラルの補給になるだけでなく、朝のフルーツは脳を元気にするエネルギー源にも。

副菜を変えてみる！

小松菜とベーコンの卵いため **197kcal**（塩分**1.1g**）
ごはん **234kcal**（塩分**0g**）
パインヨーグルト **97kcal**（塩分**0.1g**）

＋例1

もやしのカレー酢の物

20kcal（塩分**0.1g**）➡p.143

合計 **548kcal**（塩分**1.3g**）

＋例2

焼きアスパラガスのチーズあえ

25kcal（塩分**0.1g**）➡p.60

合計 **553kcal**（塩分**1.3g**）

材料（2人分）

卵 ······························· 2個
｜酢（ゆで湯用） ··········· 小さじ2
イングリッシュマフィン
 ························ 2個（100g）
ベビーリーフ ···················· 80g
トマト ······················ 1個（200g）
スモークサーモン ······· 2枚（20g）
A｜プレーンヨーグルト ····· 大さじ4
 ｜オリーブ油 ················ 小さじ4
 ｜マスタード ················ 小さじ2
あらびき黒こしょう ··············· 少量

作り方

1 マフィンは厚みを半分に切る。
 トマトは横に輪切りにする。

2 卵は1つずつ割り、沸騰した湯
 1Lに酢を加えたところにそっと
 落とし入れ、白身がかたまった
 ら冷水にとり、水けをきる。

3 マフィンにベビーリーフ、トマト
 をのせ、1つには2のポーチド
 エッグ、もう1つにはサーモン
 をそれぞれをのせ、Aをよく混
 ぜたソースをかけてこしょうを
 ふる。

ハワイアンなおしゃれプレートを低カロリーに

エッグベネディクト

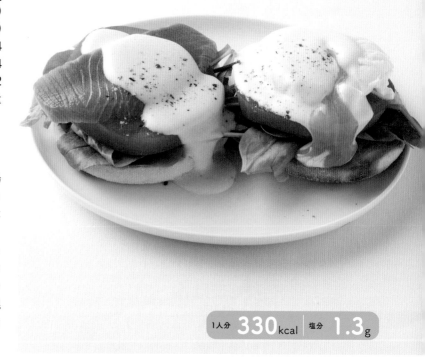

1人分 **330**kcal ｜ 塩分 **1.3**g

材料（2人分）

卵 ······························· 2個
ベーコン ···················· 1枚（17g）
キャベツ ·············· 2〜3枚（200g）
オリーブ油 ···················· 小さじ1
トマトケチャップ ·············· 小さじ2

作り方

1 キャベツは細切りにし、ベーコ
 ンは1cm幅に切って耐熱容器
 に入れ、電子レンジ（600W）
 で2分加熱してしんなりさせる。

2 ボウルに卵を割りほぐして1を
 加え、よく混ぜる。

3 フライパンに油半量を熱し、2
 の半量を平らに流し入れ、こん
 がり焼いて裏返し、さらに焼
 く。器に盛り、ケチャップをか
 ける。同様にもう1枚焼く。

ボリュームたっぷりな印象だけど主役は野菜と卵

キャベツのオープンオムレツ

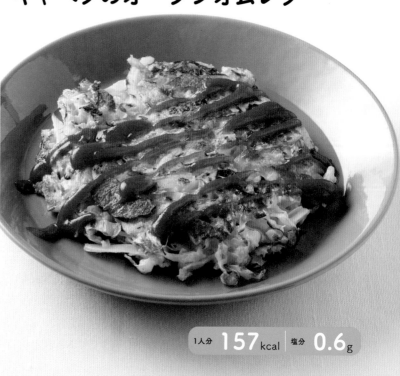

1人分 **157**kcal ｜ 塩分 **0.6**g

にんじんと豚ひき肉の
ハーブいため

材料（2人分）

豚ひき肉 ························· 100g
にんじん ··············· 大1本（160g）
オリーブ油 ··················· 小さじ2
塩 ·············· ミニスプーン1（1g）
こしょう ························· 少量
ローズマリー ····················· 1本

作り方

1 にんじんは細切りにする。

2 フライパンに油を熱してローズ
マリー、にんじん、かたまりの
ままのひき肉を入れる。ひき肉
のかたまりを残すようにいた
め、塩、こしょうで調味する。

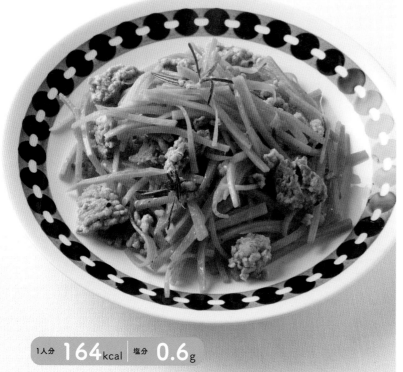

1人分 **164**kcal ｜ 塩分 **0.6**g

パプリカボート

材料（2人分）

パプリカ ··············· 小2個（300g）
ツナ水煮缶詰め ··· 小2缶（140g）
カッテージチーズ ················ 40g
玉ねぎ ················· 1/8個（25g）
A｜カレー粉 ··············· ひとつまみ
　｜マヨネーズ ················ 大さじ1
　｜塩 ······ミニスプーン1/2（0.5g）
　｜こしょう ························· 少量

作り方

1 パプリカは半分に切って種をと
り、ツナは缶汁をきる。玉ねぎ
はみじん切りにする。

2 ボウルにツナ、玉ねぎ、カッテ
ージチーズ、Aを入れてよく混
ぜ、4等分してパプリカにギュ
ッと詰め、オーブントースター
でこんがりと焼く。

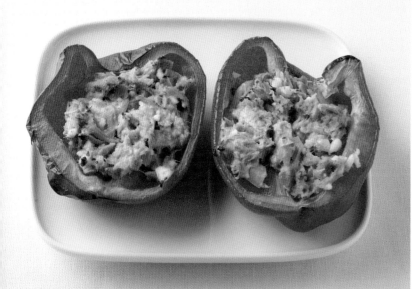

1人分 **156**kcal ｜ 塩分 **0.9**g

材料（2人分）

鶏むね肉（皮なし） …… 1枚（250g）
オクラ ……………………… 4本（40g）
みょうが …………………… 2個（40g）
あらびき黒こしょう ……………… 少量
酒 ……………………………… 小さじ2
A｜オリーブ油 ………………… 大さじ1
　｜酢・しょうゆ ………… 各小さじ1
　｜塩 ………… ミニスプーン1（1g）

作り方

1 鶏肉は耐熱皿にのせてこしょうをふり、酒をまわしかけてラップをかけ、電子レンジ（600W）で4分加熱して冷まし、太めに裂く。

2 オクラはさっとゆでて斜めに切り、みょうがは小口切りにする。

3 ボウルにAとみょうがを入れて合わせ、鶏肉、オクラを加えてあえる。

体づくりの味方になる鶏むね肉を香りよく

蒸し鶏とオクラの
みょうがオイルあえ

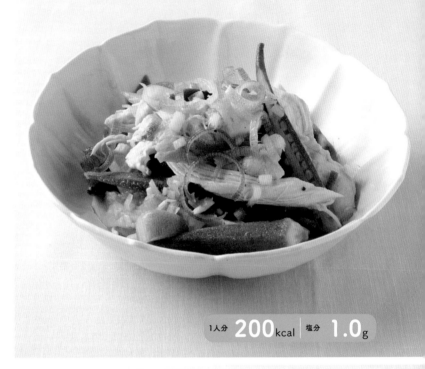

1人分 **200**kcal ｜ 塩分 **1.0**g

材料（2人分）

もめん豆腐 …………………… 1丁（300g）
しいたけ ……………………… 2枚（30g）
エリンギ …………………… 大1本（60g）
サクラエビ …………………… 大さじ1
サラダ油 ……………………… 小さじ2
ごま油 ………………………… 小さじ1
A｜しょうゆ …………………… 小さじ2
　｜みりん ……………………… 小さじ1

作り方

1 豆腐はペーパータオルで包んで水けをきり、厚みを半分に切ってさらに4等分に切る。しいたけは薄切り、エリンギは軸は輪切り、笠は縦半分に切って薄切りにする。サクラエビはあらく刻む。

2 フライパンにサラダ油を熱し、豆腐の両面をきつね色に焼いて器に盛る。

3 フライパンにごま油を足してしいたけ、サクラエビ、エリンギをいためてAを加え、2にかける。

いろいろきのこのうまみがミックスし、豆腐にインパクトを

豆腐のソテーきのこしょうゆ

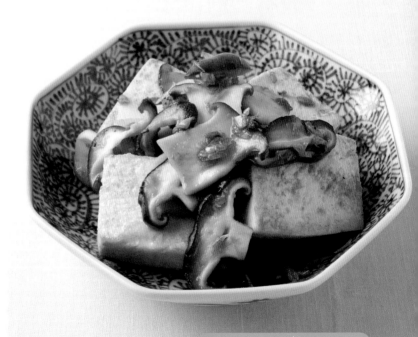

1人分 **190**kcal ｜ 塩分 **0.9**g

ヨーグルトを加えたみそ漬け焼きが美味

メカジキの七味みそ焼き

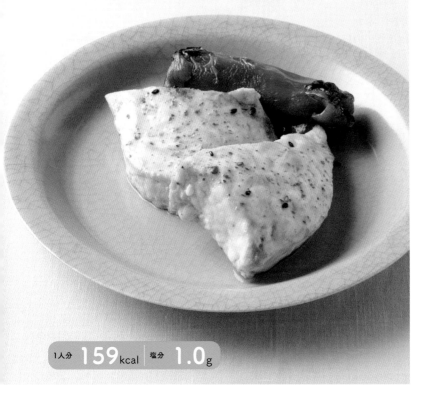

1人分 **159**kcal ｜ 塩分 **1.0**g

材料（2人分）

メカジキ	2切れ（200g）
ピーマン	2個
A｜プレーンヨーグルト	大さじ1
｜みそ	小さじ2
七味とうがらし	少量

作り方

1 Aをよく混ぜてメカジキにからめ、15分ほどおく。ピーマンはまるのままを手で押しつぶす。

2 メカジキにとうがらしをふってピーマンとともに中火の魚焼きグリルでこんがりと焼く。片面焼きの場合はアルミホイルに薄く油を塗り、メカジキをのせて焼き、途中裏返すといい。

主菜を張れるごちそうひとわんはしょうがが決め手

サバ缶しょうがすまし汁

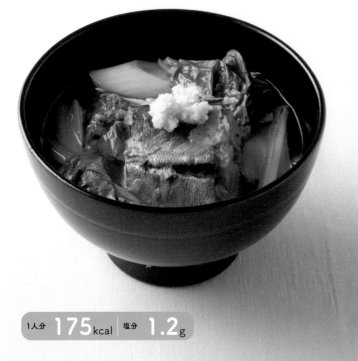

1人分 **175**kcal ｜ 塩分 **1.2**g

材料（2人分）

サバ水煮缶詰め	1缶（140g）
小松菜	3〜4株（100g）
長ねぎ	1/2本（50g）
ごま油	大さじ1/2
だし	1と1/2カップ
酒	小さじ2
しょうゆ	小さじ1
しょうが（すりおろし）	1かけ分

作り方

1 ねぎは1.5cm厚さの斜め切りにし、小松菜は3cm長さに切る。

2 なべに油を熱してねぎをいため、香りが立ったら小松菜を加えていため、だし、酒を入れて煮立てる。

3 汁けをきったサバ缶を加えてしょうゆで味をととのえ、しょうがをのせる。

昼食のとり方

外食なら気をつけたいこと
何をどこで食べるかが決め手

1食の目安
500 kcal 前後

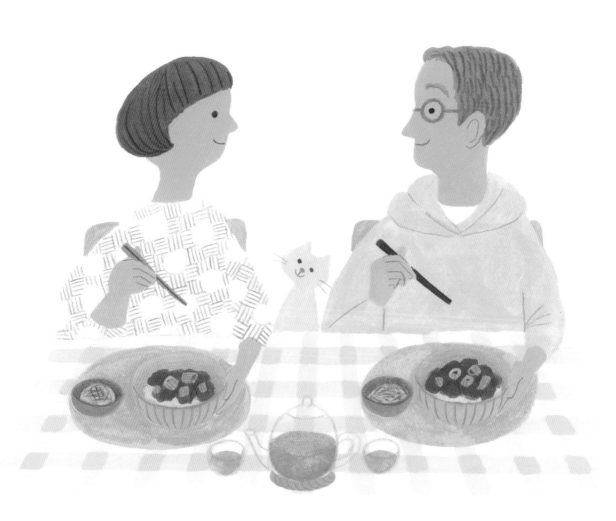

簡単でも手作りで
バランスのいい食事に

外食や市販品はどうしてもカロリーや塩分が多くなりがちです。食事の管理をするためには、昼食も手作りするのがいちばん。

基本は主食と主菜に副菜や汁物の組み合わせですが、主食と主菜を兼ねるワンディッシュにし、野菜の副菜を添える程度なら長続きするはず。本書では2品でバランスがとれる献立もたっぷり紹介しているので、活用してください。

一日3回、がんばりすぎずに食べるためには簡単がキーワードです。

お弁当でも同じ。炭水化物とたんぱく質を主役に、野菜をたっぷり添えれば、品数はそれほど多くなくてもいいのです。

外食するときは
カロリーと塩分を確認

昼食はどうしても外食になるという人は、カロリーと塩分のチェックを忘れずに。日頃からよく食べるメニューのカロリーや塩分を意識して調べておくほか、栄養表示のある店を利用するのもいい方法です。

いため物、揚げ物など油の使用量の多い外食はカロリーが高いと覚えておいて。

自分で塩分を調整できるメニューを選び、調味料（しょうゆやソース、ドレッシングなど）の量をできるだけ控えることも重要です。

コンビニでお弁当やサンドイッチなどを買う場合、ラベルなどにカロリーや塩分が表示されているはずなので確認する習慣を。

1食分 582kcal | 塩分 2.4g

豆乳担々めん献立

ピリ辛でごまの香りが独特の担々めんはときどき食べたくなる味。
一般のレシピではエネルギーも塩分もかなりオーバーしますが、
少なめの汁に野菜たっぷりでヘルシーにアレンジしました。
汁まで食べ尽くしてもOK。さっぱりとしたあえ物とともに。

副菜 **セロリの甘酢あえ**
23kcal / 塩分0.3g

主菜 主食 **豆乳担々めん**
559kcal / 塩分2.1g

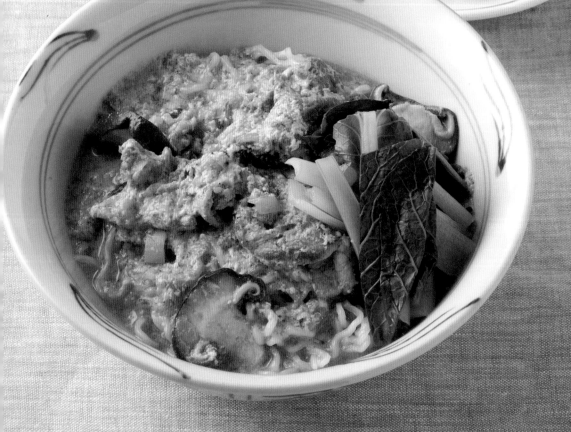

主菜 主食 コクを出してエネルギーを調整する豆乳マジック

豆乳担々めん

材料（2人分）

豚こま切れ肉	100g
小松菜	大1株(50g)
しいたけ	2枚(30g)
長ねぎ	1/3本(30g)
にんにく	1/2かけ
ごま油	小さじ2
豆板醤	小さじ1/2
A　豆乳(無調整)	1カップ
しょうゆ	大さじ1
水	1と1/2カップ
すりごま	大さじ2
中華めん	2玉(240g)

作り方

1 小松菜は3cm長さに切り、しいたけは薄切り、ねぎ、にんにくはみじん切りにする。

2 フライパンに油を熱して豚肉をいため、しいたけ、ねぎ、にんにくを加えてさらにいためる。豆板醤を加えていため、Aを入れてひと煮立ちさせる。

3 めんはほぐして表示どおりに熱湯でゆで、とり出して湯をきる。小松菜はさっとゆでる。

4 めんを器に盛って2をかけ、小松菜を添える。

この献立に合う
おすすめの
朝食と夕食

朝

ささ身とにんじんの
レモン蒸し献立
449kcal(塩分**1.9**g)
➡ p.20

夕

タラのレモンソテー
献立
569kcal(塩分**1.9**g)
➡ p104

合計 **1600**kcal
　　(塩分**6.2**g)

副菜 こってり味の合間にうれしいさわやか酢の物

セロリの甘酢あえ

材料（2人分）

セロリ	大1本(100g)
A　酢	大さじ1と1/2
砂糖	小さじ2
塩	ミニスプーン1/2(0.5g)

作り方

セロリは筋をとって5mm厚さの斜め薄切りにし、よく混ぜたAであえる。

メモ

この甘酢は酸味と甘さがほどよくて、セロリ以外の野菜をあえてもいい。合わせ酢は、マヨネーズやドレッシングに頼らなくてもすむのが魅力です。

めん類を減塩するなら汁少なめ

ここで紹介した担々めんは、汁なしではないけれど、汁の量は最低限。塩分を控えるには、うす味にするより、汁そのものを減らすというのはめん類にも共通のルール。汁の量が増えると同じ塩分ではぼんやりとした味になり、満足感が得られない。少なめの汁をパンチのきいた味に仕上げること。さらに水分を豆乳におきかえてコクを出しているのもテクニック。

副菜を変えてみる！

豆乳担々めん 559kcal(塩分**2.1**g)

+ 例1
きゅうりの
ゆずこしょう酢あえ
9kcal(塩分0.3g)➡p.42
合計 **568**kcal(塩分**2.4**g)

+ 例2
白菜とパインの
アジアンサラダ
70kcal(塩分0.2g)➡p.142
合計 **629**kcal(塩分**2.3**g)

1食分	**560**kcal	塩分	**2.3**g

豚丼献立

スタミナごはんの代表ともいえる豚丼ですが、
レシピをひと工夫すればエネルギーも塩分も合格点。
ボリュームはそのままで食べごたえある一品に。
香りのいい青のりの副菜で飽きずに食べられます。

副菜 **もやしの青のりいため**
42kcal / 塩分 0.5g

主菜 主食 **豚丼**
518kcal / 塩分 1.8g

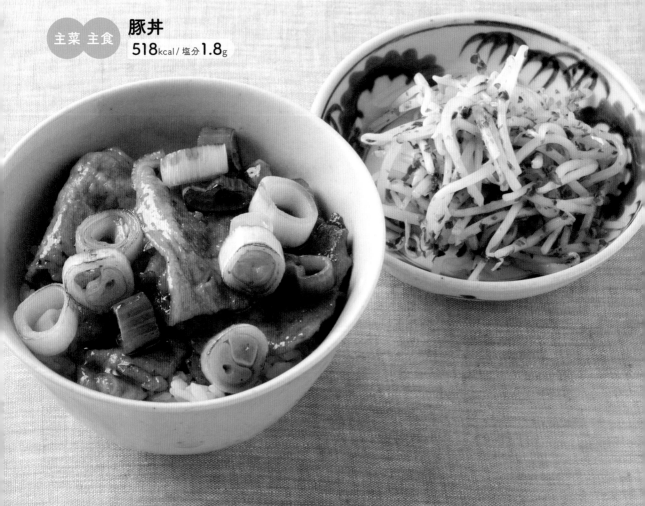

主菜 主食 肉に小麦粉をまとわせて少量のたれでも美味に
豚丼

材料（2人分）

豚ロース薄切り肉	150g
小麦粉	大さじ1
長ねぎ	1/2本（50g）
サラダ油	小さじ2
A しょうゆ・みりん	各小さじ4
ごはん	300g

作り方

1 豚肉は小麦粉を薄くまぶす。ねぎは1cm厚さに切る。

2 フライパンに油を熱してねぎを香ばしくいため、とり出す。

3 豚肉を広げて入れ、両面を焼いて火が通ったらAで調味し、ねぎを戻し入れてからめる。

4 器にごはんを盛り、3をのせる。

メモ

好みで七味とうがらしや粉ざんしょうをかけてもいい。香りや辛みはうす味を補い、飽きずに食べるポイント。

この献立に合う
おすすめの
朝食と夕食

朝

トマトとひよこ豆の
レンジ煮献立
421kcal（塩分**1.4**g）
➡ p.18

夕

マグロステーキ
献立
581kcal（塩分**2.1**g）
➡ p.120

合計 **1562**kcal
（塩分**5.8**g）

副菜 一年じゅうお手ごろなもやしに変化をつける
もやしの青のりいため

材料（2人分）

もやし	200g
ごま油	大さじ1/2
青のり	大さじ1/2
塩	ミニスプーン1（1g）

作り方

フライパンに油を熱してもやしをいため、青のり、塩をふっていため合わせる。

メモ

もやしはひげ根をとると口当たりがよく食べやすいけれど、とらなくてもOK。

青のりをもっと活用

焼きそばやお好み焼きのおともの印象が強い青のり。ソースとの相性は抜群だけれど、ほかにも使いみちはたくさん。香りがよく、彩りも美しいので、いため物や汁物にふるとおいしさがアップ。あえ物に加えてもいいもの。買ったまま余らせるなんてもったいないので試してみて。

○ 青のり 小さじ1（0.4g）
エネルギー = 1kcal
塩分 = 0g

副菜を変えてみる！

豚丼 518kcal（塩分1.8g）

＋ 例1

豆苗のにんにくいため
40kcal（塩分**0.4**g）➡p.140

合計 **558**kcal（塩分**2.2**g）

＋ 例2

かぶのトマト煮
42kcal（塩分**0.7**g）➡p.86

合計 **560**kcal（塩分**2.5**g）

1食分 **521**kcal | 塩分 **2.6**g

納豆にらそば献立

しょうゆだしたっぷりの日本そばは塩分が多くなりがち。
「そばが食べたい」というときにはからめて食べる
こんなレシピがおすすめです。
納豆と卵黄が和のテイストで、トマトも意外にいい脇役です。

副菜 **きゅうりとハムの大葉あえ**
46kcal / 塩分**0.5**g

主菜 主食 **納豆にらそば**
475kcal / 塩分**2.1**g

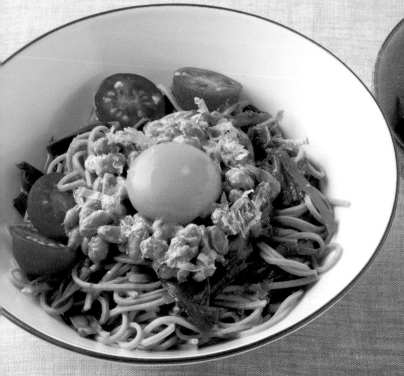
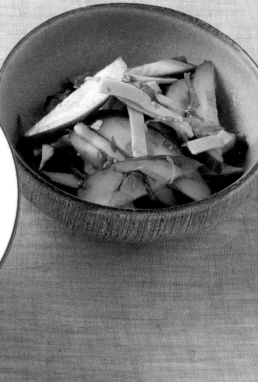

主菜 主食 つゆが納豆とともにめんにからむので濃厚

納豆にらそば

材料（2人分）

そば（乾めん）	150g
納豆	2パック(80g)
にら	1束(100g)
ミニトマト	大4個(60g)
卵黄	2個分
A｜だし	1カップ
｜しょうゆ	小さじ4
｜みりん	小さじ2
酢	大さじ1
ごま油	小さじ2
削りガツオ	1/4袋(1g)

作り方

1 そばは表示どおりゆでて水で洗い、めんだけをざるにあけて水けをきる。ゆで汁の残りでにらをさっとゆで、水けを絞って3cm長さに切る。

2 耐熱容器にAを入れて電子レンジ(600W)で2分加熱し、酢、ごま油を混ぜて冷ます。

3 そばとにらを混ぜて器に盛り、納豆、卵黄をのせ、ミニトマトを半分に切って添え、2をかけて削りガツオをふる。

メモ

残った卵白は冷蔵庫で保存し、卵焼きに足したり、泡立ててお菓子作りに活用したりと、ムダなく使う。白身だけを使った卵いためなどもおいしい。

この献立に合う
おすすめの
朝食と夕食

朝

サケ缶とじゃが芋、
豆苗のごま風味
いため献立
514kcal（塩分**1.6**g）
→ p.38

夕

鶏レバーの
カレー粉焼き献立
554kcal（塩分**1.2**g）
→ p.112

合計 **1589**kcal
（塩分**5.4**g）

副菜 少量のハムとしその香りがまとめてくれる副菜

きゅうりとハムの大葉あえ

材料（2人分）

きゅうり	1本(100g)
ロースハム	2枚(20g)
青じそ	5枚(3.5g)
オリーブ油	小さじ1
塩	ミニスプーン1/2(0.5g)

作り方

きゅうりは縦半分に切って斜め薄切りにし、ハムは細切り、青じそはせん切りにし、オリーブ油、塩であえる。

納豆のことを知っておく

ごはんによく合う納豆は、健康にいい発酵食品としても認知度が高い食材。蒸した大豆を納豆菌が分解して消化がよくなり、保存性も高くした日本発の栄養食。ビタミンK、B_2がとても多く、鉄や食物繊維もたっぷり。ただし、納豆には痛風の原因になるプリン体も多め。一日1パック程度が適量。

○ 納豆 1パック（40g）
エネルギー＝76kcal
塩分＝0g

副菜を変えてみる！

納豆にらそば 475kcal（塩分2.1g）

＋例1	＋例2
つるむらさきの ごましょうがあえ	いろいろ野菜の マヨきんぴら
24kcal（塩分0.4g）→p.141	68kcal（塩分0.6g）→p.30
合計 **499**kcal（塩分**2.5**g）	合計 **543**kcal（塩分**2.7**g）

1食分 **513**kcal ｜ 塩分 **2.2**g

鶏だし茶漬け献立

鶏むね肉をだしで煮たうまみたっぷりの汁をごはんにかけ、
さらりと食べる昼ごはんです。
添える副菜も切ってあえるだけのお手軽レシピなのに、
たんぱく質と野菜がとれる優秀な献立です。

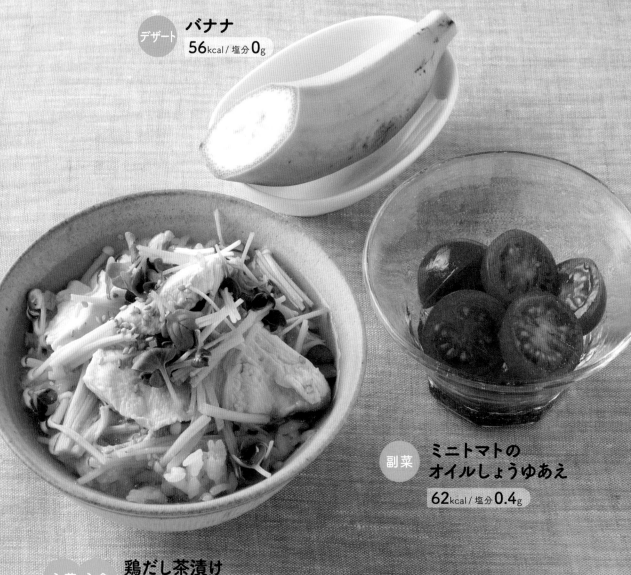

デザート **バナナ**
56kcal / 塩分0g

副菜 **ミニトマトの
オイルしょうゆあえ**
62kcal / 塩分0.4g

主菜 主食 **鶏だし茶漬け**
395kcal / 塩分1.8g

主菜 主食 筋肉を作る良質な動物性たんぱく質をたっぷり
鶏だし茶漬け

材料（2人分）

鶏むね肉	小1枚（200g）
しょうが	薄切り2枚
えのきたけ	1/2袋（50g）
貝割れ菜	1/4パック（13g）
A だし	2と1/2カップ
酒	小さじ2
B 塩	ミニスプーン2（2g）
しょうゆ	小さじ1
ごはん	300g
いり白ごま	小さじ1

作り方

1 鶏肉は薄いそぎ切りにし、しょうがはせん切り、えのきたけは長さを3等分に切る。貝割れ菜は1cmに刻む。

2 なべにAを入れて煮立て、鶏肉、しょうが、えのきたけを入れて5分ほど煮、Bを加えてひと煮立ちさせる。

3 器にごはんを盛って2をかけ、貝割れ菜を散らしてごまをふる。

★ あらびき黒こしょう、切りのりなど添えてもおいしい。

この献立に合う
おすすめの
朝食と夕食

朝

豆乳スクランブル
エッグ献立
465kcal（塩分**1.4**g）
➡ p.16

夕

かぼちゃと豚肉の
チーズ焼き献立
564kcal（塩分**1.3**g）
➡ p.116

合計 **1542**kcal
（塩分**4.9**g）

副菜 半分に切ったトマトは調味料がよくからむ
ミニトマトのオイルしょうゆあえ

材料（2人分）

ミニトマト	大8粒（160g）
A しょうゆ	小さじ1
オリーブ油	小さじ2

作り方

トマトは半分に切り、Aであえる。

デザート # バナナ

材料（2人分）

バナナ	1本（120g）

油の力を利用する

ダイエットやカロリーコントロール中の人は、「油をカットしよう」と考えがち。脂質はたんぱく質や炭水化物に比べて、1gあたりのエネルギーが高いけれど、大量にとるものではない。調味料にちょい足しすると満足感がアップし、おいしくヘルシーになることも。ここで紹介する副菜も、しょうゆだけなら小さじ1ではもの足りないはず。油をうまく活用して。

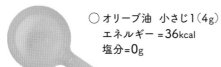

○ オリーブ油 小さじ1（4g）
エネルギー＝36kcal
塩分＝0g

副菜を変えてみる！

鶏だし茶漬け 395kcal（塩分1.8g）
バナナ 56kcal（塩分0g）

➕ 例1

豆苗とにんじんのナムル
61kcal（塩分0.7g）➡p.94
合計 512kcal（塩分2.5g）

➕ 例2

きゅうりと焼き油揚げの酢の物
35kcal（塩分0.5g）➡p.145
合計 486kcal（塩分2.3g）

1食分	**477**kcal	塩分	**2.4**g

きつね玉丼献立

油揚げとしいたけにキャベツを加えて卵でとじるヘルシー丼。
油揚げはお稲荷さんの遣いきつねが好んだのでこの別名が。
油のコクとしいたけの香りで肉なしでも充分に満足な一品です。
さっとゆでた歯ごたえのあるカリフラワーとの相性もいい。

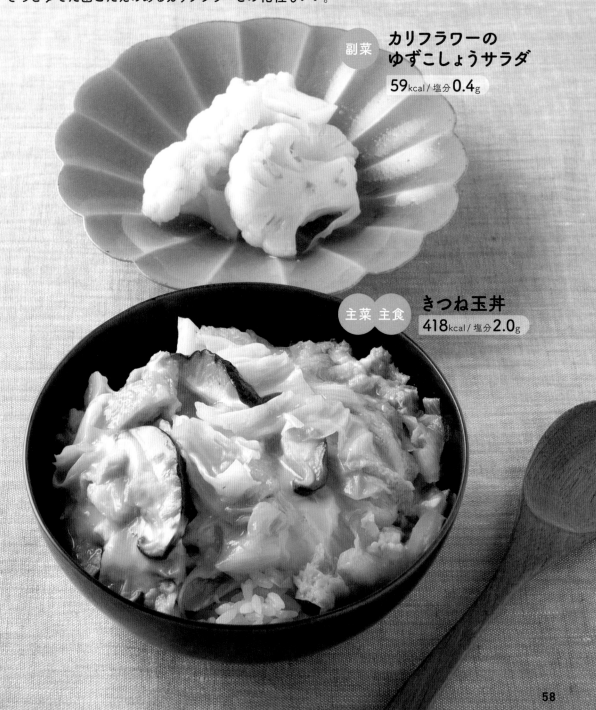

副菜 **カリフラワーの
ゆずこしょうサラダ**
59kcal / 塩分0.4g

主菜 主食 **きつね玉丼**
418kcal / 塩分2.0g

主菜 主食 具に隠れているキャベツが甘く、かさ増し効果も

きつね玉丼

材料（2人分）

卵	2個
油揚げ	大1枚（30g）
キャベツ	2枚（120g）
長ねぎ	1/4本（25g）
しいたけ	大2枚（40g）
A　だし	1/2カップ強
酒・砂糖	各小さじ2
しょうゆ	小さじ4
ごはん	300g

作り方

1 油揚げは1cm幅、キャベツは1.5cm幅に切る。しいたけは薄切り、ねぎは6mm厚さの斜め切りにする。

2 直径18〜20cmのフライパンにAを煮立て、1を入れて混ぜ、ふたをして5分ほど煮る。

3 卵を割りほぐしてまわし入れ、ひと煮してふたをし、火を消して余熱で火を通す。

4 器にごはんを盛り、3をのせる。

副菜 歯ごたえが決め手なのでゆですぎないで

カリフラワーのゆずこしょうサラダ

材料（2人分）

カリフラワー	150g
A　ゆずこしょう	小さじ1/4
サラダ油・酢	各小さじ2
塩	ミニスプーン1/2（0.5g）

作り方

1 カリフラワーは小房に分け、さらに食べやすく切って熱湯でさっとゆでる。

2 Aをよく混ぜて、1をあえる。

この献立に合う
おすすめの
朝食と夕食

朝

ささ身とキャベツ、
しめじの
カレーいため献立
493kcal（塩分**1.4**g）
➡ p.32

夕

ピーマンの
肉詰め献立
577kcal（塩分**2.5**g）
➡ p.100

合計 **1547**kcal
（塩分**6.3**g）

ゆずこしょうで香りと辛み

エネルギーの調整で油を減らしたり、減塩のために塩を控えたり……とマイナスばかりでは味けなくなりがち。そんな悩みに答えてくれるのが、ピリ辛の調味料たち。なかでもゆずこしょうは和のテイストで香り高く、味を引き締めてくれるバイプレーヤー。なべ物の薬味に使うだけでなく、あえ物、焼き物からソテーやステーキまで合うので、もの足りないときのお助けに。ただし塩分は多いので、欲張りすぎないように。

○ ゆずこしょう
小さじ1（5g）
エネルギー＝2kcal
塩分＝1.3g

副菜を変えてみる！

きつね玉丼 **418**kcal（塩分**2.0**g）

＋例1

セロリとパプリカの
ヨーグルト漬け
25kcal（塩分**0.4**g）➡p.34

合計 **443**kcal（塩分**2.4**g）

＋例2

かぶの梅酢あえ
21kcal（塩分**0.5**g）➡p.38

合計 **439**kcal（塩分**2.5**g）

1食分 **472** kcal ｜ 塩分 **2.8** g

カレーうどん献立

和風だしにカレーの香りが加わったつゆがたまらない日本の味。
作り方ひとつで減塩もダイエットも叶う一品にできます。
少なめの汁でとろみをつけて仕上げているので、
めんにからんで絶妙の塩梅。アスパラのあえ物を箸休めに。

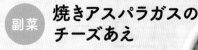

副菜 **焼きアスパラガスの
チーズあえ**
25 kcal / 塩分 0.1 g

主菜 主食 **カレーうどん**
447 kcal / 塩分 2.7 g

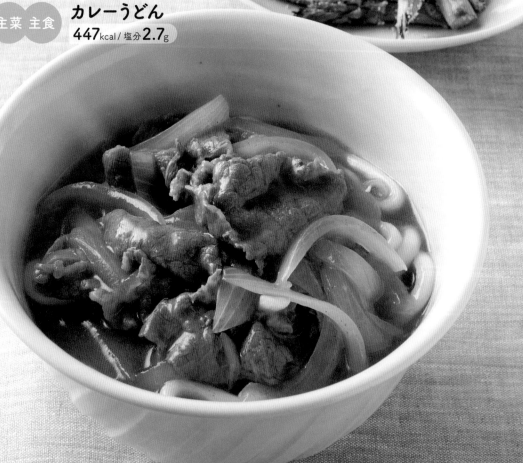

主菜 主食 カレーうどん

牛肉とだしのうまみで深い味わいだからぜいたくな気分

材料（2人分）

牛切り落とし肉	150g
玉ねぎ	1/2個(100g)
オリーブ油	小さじ2
A　だし	2と1/2カップ
しょうゆ	小さじ4
みりん	小さじ2
カレー粉	小さじ2
かたくり粉	大さじ1と1/2
ゆでうどん	2玉(400g)

作り方

1 玉ねぎは薄切りにし、牛肉は食べやすく切る。

2 なべに油を熱して玉ねぎをいため、牛肉を加えてさっといためる。Aを入れてふたをし、煮立ったら弱火にして5分ほど煮る。

3 カレー粉を加えて混ぜ、かたくり粉を3倍量の水でといて加え、とろみがつくまで煮立てる。

4 うどんは熱湯でさっとゆで、湯をきって器に盛り、3をかける。

この献立に合う おすすめの 朝食と夕食

朝

小松菜とベーコンの卵いため献立
537kcal（塩分**1.5**g）
➡ p.42

夕

豚肉のトマトジュース煮献立
592kcal（塩分**1.3**g）
➡ p.106

合計 **1601**kcal
（塩分**5.6**g）

副菜 焼きアスパラガスのチーズあえ

こんがりと焼いたアスパラに粉チーズがぴったり

材料（2人分）

グリーンアスパラガス	150g
A　粉チーズ	小さじ2(4g)
あらびき黒こしょう	少量

作り方

アスパラガスはグリルでこんがりと焼き、食べやすく切ってAをかける。

> **メモ**
>
> アスパラガスは季節や産地によって太さにかなり差があるので、重量をはかって使う。カロリーが低く、塩分も含まないので、調味料の量を変えなければ、たっぷり食べてもいい。

粉チーズのうまみを減塩につなげるには

粉チーズはコクとうまみが強く、淡泊な食材をおいしくしてくれるうれしい食材。塩分は少なくないのできちんと計量し、うまくつき合うのがポイント。料理の仕上げにかけたりあえたりするのが、おいしさをダイレクトに感じられる最良の使い方。容器から直接ふりかけるのではなく、計量スプーンで計る習慣も大切。

○ 粉チーズ
（パルメザンチーズ）
小さじ1(2g)
エネルギー =9kcal
塩分=0.1g

副菜を変えてみる！

カレーうどん **447**kcal（塩分**2.7**g）

＋例1

セロリの甘酢あえ
23kcal（塩分**0.3**g）➡p.50

合計 **470**kcal（塩分**3.0**g）

＋例2

白菜とパインのアジアンサラダ
70kcal（塩分**0.2**g）➡p.142

合計 **517**kcal（塩分**2.9**g）

1食分 **496**kcal | 塩分 **2.5**g

鶏ごぼう焼きめし献立

歯ごたえのあるごぼうの食感が満足感につながる、
早食いの人にもおすすめの献立です。
がっつり焼きめしとさっぱりレモン漬けの緩急が◎
味覚のコントロールは食事の基本です。

副菜 **大根のレモン漬け**
18kcal / 塩分 0.5g

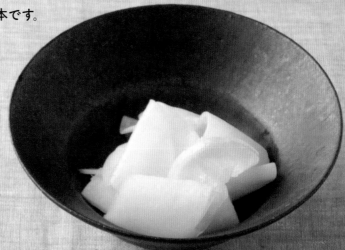

主菜 主食 **鶏ごぼう焼きめし**
478kcal / 塩分 2.0g

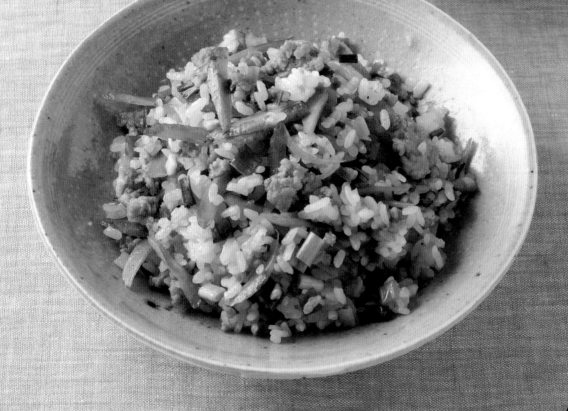

主菜　主食 ささがきはあらめにし、歯ごたえを生かす

鶏ごぼう焼きめし

材料（2人分）

鶏ひき肉 ………………………… 150g
ごぼう ………………… 大1本（125g）
万能ねぎ ………………………… 40g
ごはん ………………………… 300g
ごま油 ………………………… 大さじ1
A ｜ しょうゆ ………………… 大さじ1
　 ｜ みりん ………………… 小さじ2
　 ｜ 塩 ………………… 小さじ1/4
　 ｜ こしょう ………………… 少量

作り方

1 ごぼうはささがきにし、さっと水にさらして水けをきる。ねぎは小口切りにする。

2 フライパンに油を熱し、ひき肉、ごぼうをいため、温かいごはんを加えていため合わせる。Aを加えていため合わせ、ねぎを加えいため合わせる。

メモ
> ごぼうの皮をこそげ落とすとき、よごれをとる程度でいい。皮のアクにはうまみや抗酸化成分が多く含まれます。

副菜 柑橘ならではの酸味とさわやかな香りがいい

大根のレモン漬け

材料（2人分）

大根 ………………………… 150g
レモン（輪切り） ………………………… 3枚
塩 ………………… ミニスプーン1（1g）

作り方

1 大根は2〜3mm厚さの半月切りにし（いちょう切りでも）、レモンは1枚を半分に切る。

2 ポリ袋に入れて塩を加え、外側から軽くもんで空気を抜いて口を閉じ、10分ほど漬ける。

メモ
> このまま1〜2日おいてもだいじょうぶ。大根に塩分がしみて水分が出るので余分な汁けを捨てるといい。

この献立に合う
おすすめの
朝食と夕食

朝

アボカドエッグ
トースト献立
453kcal（塩分**1.4**g）
➡ p.24

夕

サケの南蛮漬け
献立
629kcal（塩分**2.5**g）
➡ p.92

合計 **1578**kcal
（塩分**6.4**g）

アク抜きをしすぎない

ささがきごぼうや玉ねぎスライスを水にさらす調理は必ず必要な手順？　えぐみや辛みがやわらぐので、料理をおいしくするテクニックだけれど、断面の広くなった野菜から、水溶性の栄養素が流れ出てしまうことも知っておきたい。ビタミンB群、ビタミンCなど、ビタミン類は水溶性のものも多く、抗酸化効果を持つポリフェノールなどの野菜の色素も水に流れ出す性質を持つ。アク抜きは必要最低限で、貴重な栄養をムダにしない。

副菜を変えてみる!

鶏ごぼう焼きめし **478**kcal（塩分**2.0**g）

＋ 例1

レタスのとろろこんぶ汁
14kcal（塩分**0.7**g）➡ p.153

合計 **492**kcal（塩分**2.7**g）

＋ 例2

豆苗のにんにくいため
40kcal（塩分**0.4**g）➡ p.140

合計 **518**kcal（塩分**2.4**g）

1食分 **466**kcal ｜ 塩分 **0.8**g

さ さ 身 とミニトマトの
ハーブいため献立

ミニトマトは一般のトマトより味が濃くてうまみも強いので、
淡泊なささ身をごちそうにしてくれます。
くるみでコクを出したレモン風味のサラダは歯ごたえもあるのがうれしい。

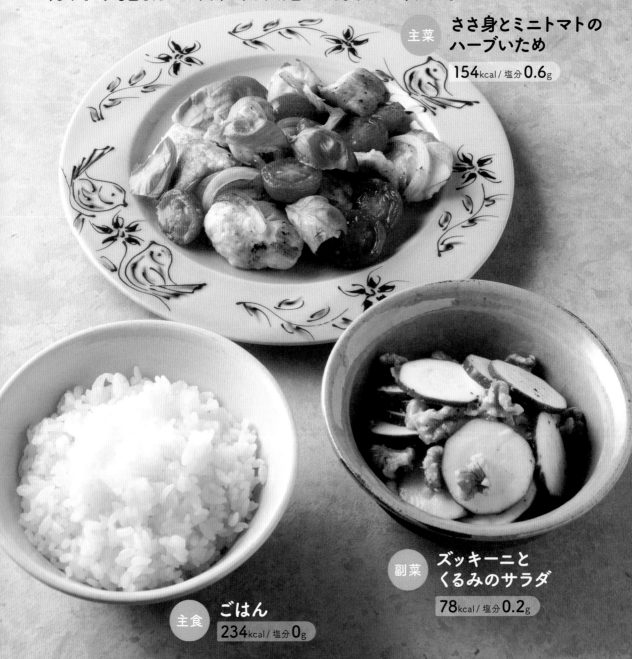

主菜 **ささ身とミニトマトの
ハーブいため**
154kcal / 塩分 0.6g

副菜 **ズッキーニと
くるみのサラダ**
78kcal / 塩分 0.2g

主食 **ごはん**
234kcal / 塩分 0g

バジルやにんにくも加わってささ身がしゃれた味わいに

主菜 ささ身とミニトマトのハーブいため

材料（2人分）

鶏ささ身	4本（200g）
玉ねぎ	1/4個（50g）
ミニトマト	10個（100g）
にんにく	1かけ
バジル	6枚
A　塩	ミニスプーン1/4（0.25g）
こしょう	少量
小麦粉	小さじ2
オリーブ油	小さじ1
ナンプラー	小さじ1/2

作り方

1 ささ身は1本を3〜4等分のそぎ切りにしてAをまぶす。

2 玉ねぎ、にんにくは薄切りにし、ミニトマトは半分に切る。

3 フライパンに油を熱し、玉ねぎとにんにくをいため、ささ身を加えていためる。

4 ミニトマトを加えてさっといため合わせ、バジルを加え、ナンプラーで味をととのえる。

生の食感がおもしろいさっぱり味の一品

副菜 ズッキーニとくるみのサラダ

材料（2人分）

ズッキーニ	1本（70g）
くるみ（無塩・ロースト）	20g
A　塩	ミニスプーン1/2（0.5g）
レモン汁	大さじ1/2
こしょう	少量

作り方

1 ズッキーニは3mm厚さの輪切りにし、くるみはあらく砕く。

2 ボウルに1を入れ、Aをよく混ぜて加え、さっとあえる。

メモ

鮮度のいいズッキーニは生食ができる。サラダなどでたっぷり食べてもいい。

主食 ごはん

材料（2人分）

ごはん	300g

この献立に合う
おすすめの
朝食と夕食

朝

台湾風豆乳スープ
献立
514kcal（塩分**1.5**g）
➡ p.26

夕

サバのホイル焼き
献立
616kcal（塩分**2.1**g）
➡ p.102

合計 **1596**kcal
（塩分**4.4**g）

ごはんは胚芽米がおすすめ！

ごはんといえば一般的には「精白米ごはん」。精白米は玄米から果皮や種皮、胚芽などをすべて削りとっているため、クセがなく食味はいいが、有用な栄養素もそこなわれている。胚芽米は果皮や種皮だけをとり除き、栄養価の高い胚芽は残して精米したもの。味や食感は精白米とほとんど変わらず、たんぱく質や脂質、ビタミン、ミネラルなどが豊富。ヘルシーなので、玄米は苦手という人も試して欲しい。

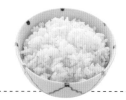

副菜を変えてみる！

ささ身とミニトマトのハーブいため **154**kcal（塩分**0.6**g）
ごはん **234**kcal（塩分**0**g）

例1

オクラとコーンのスープ

81kcal（塩分**0.6**g）➡p.151

合計 **469**kcal（塩分**1.2**g）

例2

にんじんのグリル焼き

38kcal（塩分**0.4**g）➡p.108

合計 **426**kcal（塩分**1.0**g）

1食分 **457**kcal | 塩分 **1.3**g

ひよこ豆の
トマトソースペンネ献立

パスタ献立なら食べごたえのあるペンネがおすすめです。
スパゲッティなどに比べ、少ない量でも満足感があるのが魅力。
トマト味の濃厚なソースを引き立ててくれる、
しょうがのきいたサラダがぴったり。

副菜 **グリーンサラダ
ジンジャードレッシング**

32kcal / 塩分 0.5g

主菜 主食 **ひよこ豆の
トマトソースペンネ**

425kcal / 塩分 0.8g

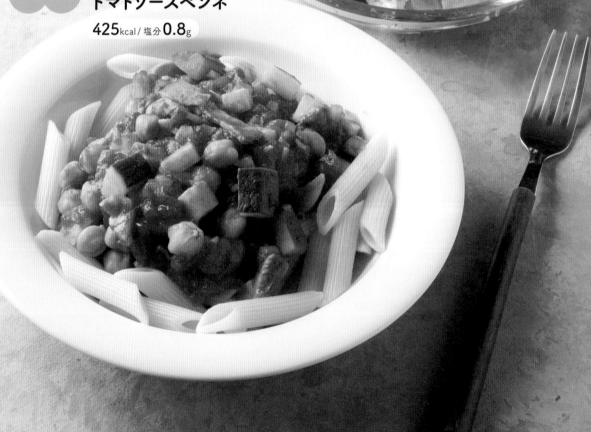

主菜 主食 ひよこ豆とたっぷりの野菜でボリュームアップ

ひよこ豆のトマトソースペンネ

材料（2人分）

ペンネ	120g
塩（ゆで湯用）	小さじ1
玉ねぎ	1/2個（100g）
にんにく	1かけ（10g）
ズッキーニ	1/2本（35g）
エリンギ	2本（100g）
カットトマト水煮缶詰め	300g
ひよこ豆水煮缶詰め	100g
ベーコン	1枚（17g）
オリーブ油	小さじ2
ローリエ	1枚
塩	ミニスプーン1（1g）
こしょう	少量

作り方

1 玉ねぎ、にんにくはみじん切りにする。ズッキーニ、エリンギは1cm角に切る。ベーコンは1cm幅に切る。

2 フライパンにオリーブ油を熱して玉ねぎとにんにく、ベーコンをいため、ズッキーニ、エリンギ、トマト缶、ひよこ豆、ローリエを加えて10分ほど煮て、塩、こしょうで調味する。

3 なべに湯600mLを沸かして塩を加え、ペンネを表示どおりにゆで、湯をきって器に盛り、2をかける。

（メモ）トマトの水煮缶詰めは缶汁にも栄養がたっぷりなので、余さず使いたい。ストックできるので、いつでも野菜が補える便利な一品。

この献立に合う
おすすめの
朝食と夕食

朝

ツナとねぎの
いり豆腐献立
526kcal（塩分**1.6**g）
➡ p.34

夕

豚のしょうが焼き
献立
614kcal（塩分**2.5**g）
➡ p.86

合計 **1597**kcal
（塩分**5.4**g）

副菜 ドレッシングはしょうがでキリッととととのえる

グリーンサラダ　ジンジャードレッシング

材料（2人分）

レタス	100g
サラダ菜	6〜7枚（50g）
しょうが	1かけ
A　白ワインビネガー	小さじ2
オリーブ油	小さじ1
砂糖	小さじ1/2
塩	ミニスプーン1（1g）
こしょう	少量

作り方

1 レタス、サラダ菜はちぎって水けをきり、しょうがはすりおろす。

2 ボウルにAとしょうがを入れてよく混ぜ、レタス、サラダ菜を加えてさっとあえる。

○ トマト水煮缶
1缶約400g
エネルギー＝84kcal
塩分=0g

トマト缶を大活用！

トマトはフレッシュなものもおいしいけれど、トマト缶も捨てがたい。トマトの魅力は、豊富なアミノ酸がうまみとなっていて塩分ゼロ。調味料が少なくても「おいしい」と感じさせてくれる。トマト缶は旬に収穫した完熟トマトを加工するので栄養価も高く、いつでも便利に使えるのでぜひストックしておきたい食材の代表。野菜補給にもひと役かってくれる。

副菜を変えてみる！

ひよこ豆のトマトソースペンネ 425kcal（塩分0.8g）

＋ 例1
ズッキーニとくるみの
サラダ
78kcal（塩分0.2g）➡p.64
合計 **503**kcal（塩分**1.0**g）

＋ 例2
オニオンスープ
35kcal（塩分0.8g）➡p.114
合計 **460**kcal（塩分**1.6**g）

1食分 **563**kcal 塩分 **1.5**g

ドライカレー献立

ひき肉とみじん切り野菜が最高のハーモニーを生むドライカレー。
ランチにもってこいのワンディッシュです。
しかもカレー粉を使うので、ルーを使うより低カロリー。
スパイシーなカレーにかぶが合います。

副菜 **かぶのレモン
マスタードサラダ**

44kcal / 塩分0.6g

主菜 主食 **ドライカレー**
519kcal / 塩分0.9g

主菜 主食 ヨーグルトとカレー粉が出合って本格味

ドライカレー

材料（2人分）

豚ひき肉	160g
玉ねぎ	1/2個（100g）
にんにく・しょうが	各1かけ
ミニトマト	10個（100g）
オリーブ油	小さじ2
A プレーンヨーグルト	100g
顆粒コンソメ	小さじ1/2
カレー粉	大さじ1と1/2
塩	ミニスプーン1（1g）
ごはん	300g
パセリ（みじん切り）	2g

作り方

1 玉ねぎ、にんにく、しょうがはみじん切りにする。ミニトマトは半分に切る。

2 フライパンに油を熱してひき肉、1をいため、Aで味をととのえる。

3 器にごはんを盛って2をかけ、パセリを散らす。

副菜 レモンとマスタードでおしゃれ味かつ減塩に

かぶのレモンマスタードサラダ

材料（2人分）

かぶ	2個（200g）
塩（下もみ用）	少量
A オリーブ油	小さじ1
塩	ミニスプーン1（1g）
レモン汁	大さじ1/2
粒マスタード	小さじ1
こしょう	少量

作り方

1 かぶは葉をつけたまま根の部分の皮をむく。くし形に切って塩をふり、軽くもんでしんなりするまで少しおく。

2 Aをよく混ぜ、1をあえる。

この献立に合う
**おすすめの
朝食と夕食**

朝

エビと厚揚げの
しょうがいためと
鶏がら中華がゆ献立
466kcal（塩分**1.6**g）
➡ p.22

夕

鶏肉とトマトの
モッツァレラチーズ
焼き献立
549kcal（塩分**2.0**g）
➡ p.114

合計 **1578**kcal
（塩分**5.1**g）

困ったらマスタードで味増し

野菜をたっぷり食べたいけれど、淡泊な味には塩けがほしい……というとき、香りや辛みで補うのが食事管理のコツ。もの足りないなと思ったら、マスタードはいかが？　からしの辛みに加え、独特の酸味と香りがあるのが特色。ケチャップを減らしてマスタードをプラスするホットドックの理屈を応用したい。ドレッシングに使うだけでなく、たれやソースにも活用できる。

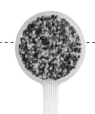

○ 粒マスタード
小さじ1（5g）
エネルギー = 11kcal
塩分=0.2g

副菜を変えてみる！

ドライカレー 519kcal（塩分0.9g）

　＋ 例1　　　　　　　　　＋ 例2

白菜ののりサラダ	セロリとオリーブのサラダ
48kcal（塩分0.5g）➡p.70	31kcal（塩分0.6g）➡p.74
合計 567kcal（塩分1.4g）	合計 550kcal（塩分1.5g）

| 1食分 | **463**kcal | 塩分 | **2.1**g |

エビチリ丼献立

みんな大好きなエビのチリソース。
ランチにするならごはんにかけてワンディッシュに。
こってりピリ辛な一皿にはさっぱりサラダがおすすめです。

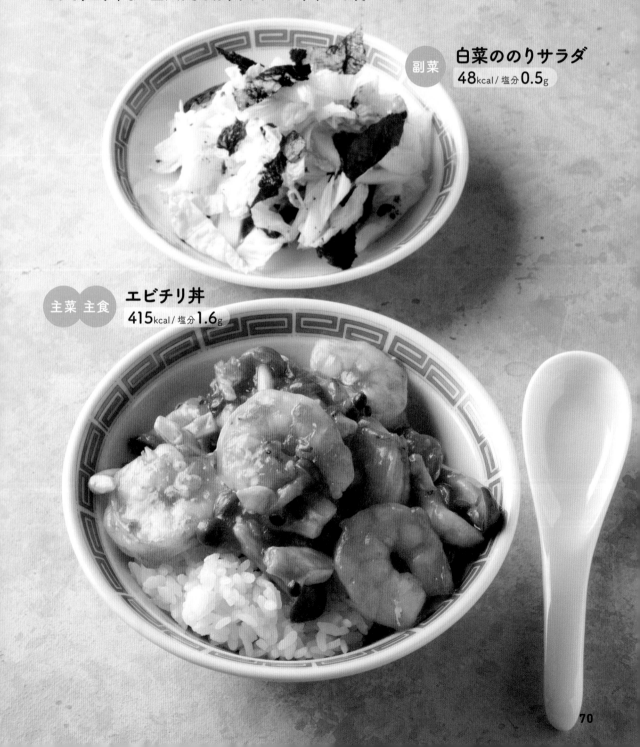

副菜 白菜ののりサラダ
48kcal / 塩分 0.5g

主菜 **主食** エビチリ丼
415kcal / 塩分 1.6g

主菜 主食 エビチリ丼

エビにかたくり粉をまとわせるとまとまりやすい

材料（2人分）

むきエビ（大）	160g
かたくり粉	小さじ2
玉ねぎ	1/4個（50g）
にんにく	1かけ
しょうが	1かけ
しめじ類	1パック（100g）
ごま油	小さじ2
A 顆粒鶏がらだし	小さじ1/2
トマトケチャップ	大さじ2
みりん	大さじ1
塩	ミニスプーン1（1g）
こしょう	少量
赤とうがらし（小口切り）	ひとつまみ
ごはん	300g

作り方

1 玉ねぎ、にんにく、しょうがはみじん切りにし、しめじは小房に分ける。エビはかたくり粉を薄くまぶす。

2 フライパンに油を熱し、玉ねぎ、にんにく、しょうがをいため、香りが立ったらエビ、しめじを加えていためる。

3 水大さじ4を加えて、煮立ったらAで調味する。

4 器にごはんを盛り、3をかける。

メモ

ごはんとエビのチリソースを別盛りにすると定食風に。中華料理のいため物の中ではカロリー控えめで、うまみが強いので、塩分控えめでも満足感がある。夕食にもアレンジできる定番おかず。

この献立に合う
おすすめの
朝食と夕食

朝

温玉納豆献立
501kcal（塩分**1.4**g）
➡ p.40

夕

鶏のから揚げ献立
638kcal（塩分**2.3**g）
➡ p.90

合計 **1602**kcal
（塩分**5.8**g）

副菜 白菜ののりサラダ

生の白菜がおいしいことをもっと知ってほしい

材料（2人分）

白菜	150g
焼きのり	1/2枚
A 塩	ミニスプーン1（1g）
こしょう	少量
ごま油	小さじ2

作り方

白菜は1cm幅の細切りにし、Aとちぎった焼きのりであえる。

のりは最強の味だし素材

のり巻きでおなじみの干した板のりは、アマノリという海藻を薄い板状に成形した食材。ビタミンやミネラル、食物繊維の宝庫ともいえる乾物。しかも、香りがよく、うす味の食材をおいしくしてくれるので重宝されている。ちぎってサラダに混ぜるのは和風も韓国風もどちらもおいしい。吸い物にしたり、ごはんにのせても美味。しかも超低カロリーで塩分0。

○ のり
1枚（全型）約3g
エネルギー＝9kcal
塩分＝0g

副菜を変えてみる！

エビチリ丼 415kcal（塩分1.6g）

＋ 例1	＋ 例2
ひじきとにんじんのナムル	サニーレタスのチョレギサラダ
53kcal（塩分0.6g）➡p.146	66kcal（塩分0.5g）➡p.146
合計 468kcal（塩分2.2g）	合計 481kcal（塩分2.1g）

1食分 **504**kcal 塩分 **1.9**g

シンガポールチキンライス献立

チキンとごはんをいっしょに炊いて楽しむアジア風のチキンライス。
ゆで鶏とごはんを使った簡単アレンジレシピを紹介します。
現地では青いパパイヤで作るソムタムを
切り干し大根でアレンジ!

副菜 **切り干し大根の
ソムタム風**

88kcal / 塩分 **0.8**g

主菜 主食 **シンガポールチキンライス**

416kcal / 塩分 **1.1**g

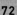

チキンはしっとりとゆで上げ、ゆで汁をごはんにも

シンガポールチキンライス

材料（2人分）

鶏むね肉（皮なし）····· 1枚（240g）

| 塩 ·············· ミニスプーン1（1g）
| こしょう ···················· 少量

A | 酒 ························· 大さじ2
| しょうが（みじん切り）
| ··························· 1かけ分
| にんにく（みじん切り）
| ··························· 1かけ分
| 長ねぎ（みじん切り）········ 15g

B | トマトケチャップ ····· 小さじ2
| はちみつ ··············· 小さじ2
| オイスターソース ······ 小さじ1
| 赤とうがらし（小口切り）
| ··················· ひとつまみ

パクチー ························ 20g
紫玉ねぎ ··············· 1/4個（40g）
ごはん ························· 300g

作り方

1 鶏肉は塩、こしょうをふる。

2 厚手のなべに水1カップ、1、Aを入れて強火にかけ、沸騰したら3分ほどゆでて肉を裏返し、ふたをして火を消し、そのまま20分ほどおいて余熱で火を通す。

3 ごはんに2のゆで汁大さじ1を混ぜて器に盛る。別にゆで汁大さじ1にBを混ぜてたれを作る。

4 パクチーはざくざくと切り、玉ねぎは薄切りにする。鶏肉をそぎ切りにしてごはんにのせ、パクチー、玉ねぎをのせてたれをかける。

メモ

鶏肉はゆですぎないのがポイント。なべの大きさにもよるけれど、中心まで火を通すことも重要。余ったゆで汁はスープに使うなど、ムダなく使い切りましょう。

この献立に合う
おすすめの
朝食と夕食

朝
厚揚げともやしの
おかかソースいため
献立
512kcal（塩分1.5g）
➡ p.36

夕
サワラとえのき、
ほうれん草の
煮物献立
590kcal（塩分2.4g）
➡ p.88

合計 1606kcal
（塩分5.8g）

もどした切り干し大根の独特の食感を生かして

切り干し大根のソムタム風

材料（2人分）

切り干し大根 ················ 25g
いんげん ··············· 5本（30g）
きくらげ（乾燥）··············· 5g

A | レモン汁 ··············· 小さじ2
| オリーブ油・ナンプラー
| ··················· 各小さじ1
| はちみつ ··············· 小さじ2
| 赤とうがらし（小口切り）
| ··················· ひとつまみ

作り方

1 切り干し大根は15〜20分水につけてもどし、食べやすい長さに切る。きくらげは15分ほど水につけてもどし、細切りにして熱湯で1分ゆでる。いんげんは沸騰した湯でゆでて斜め切りにする。

2 ボウルに1を入れ、よく混ぜたAを加えてあえる。

副菜を変えてみる！

シンガポールチキンライス 416kcal（塩分1.1g）

＋ 例1	＋ 例2
れんこんの バルサミコ酢いため	キャベツの スパイスコールスロー
104kcal（塩分0.4g）➡ p.147	47kcal（塩分0.4g）➡ p.106
合計 520kcal（塩分1.5g）	合計 463kcal（塩分1.5g）

1食分 **485**kcal ｜ 塩分 **1.5**g

トマトとメカジキの
スパイスいためライス献立

淡泊でクセのないメカジキをカレー味でいためて個性的に。
ごはんに添えて混ぜながら食べるとおいしい一皿です。
インパクトの強い味のおかずにはさっぱり味を合わせるのが王道。
セロリ独特の香りと食感がいい箸休めに。

副菜 セロリとオリーブの
サラダ

31kcal / 塩分 **0.6**g

主菜 主食 トマトとメカジキの
スパイスいためライス

454kcal / 塩分 **0.9**g

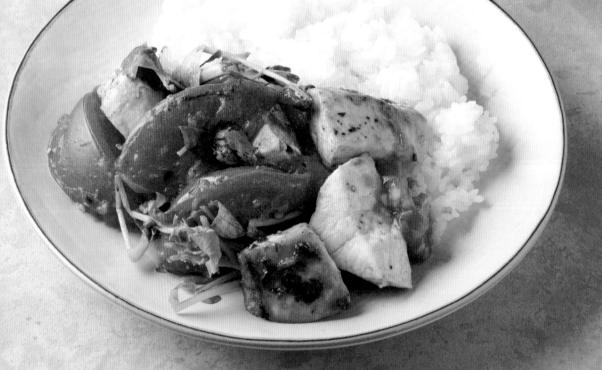

トマトのうまみとカレーのスパイスが最強

トマトとメカジキのスパイスいためライス

材料（2人分）

メカジキ ……………… 2切れ（200g）
　塩 ……… ミニスプーン1/2（0.5g）
　こしょう …………………… 少量
トマト ………………… 2個（400g）
クレソン ……………… 4本（20g）
にんにく（みじん切り）……1かけ分
オリーブ油 ……………… 小さじ2
A　カレー粉 …………… 小さじ1/4
　塩 ……… ミニスプーン1（1g）
　こしょう …………………… 少量
ごはん ……………………… 300g

作り方

1 トマトはくし形に切り、メカジキは食べやすい大きさに切って塩、こしょうをふる。

2 フライパンに油を熱し、にんにくとメカジキ、トマトをいため、Aをふって味をととのえ、仕上げにクレソンをちぎって加える。

3 器にごはんを盛って2を添え、混ぜながら食べる。

この献立に合う
おすすめの
朝食と夕食

朝

エッグスラット献立
489kcal（塩分**1.8**g）
→ p.28

夕

焼きギョーザ献立
646kcal（塩分**2.4**g）
→ p.98

合計 **1620**kcal
（塩分**5.7**g）

副菜 黒オリーブがしゃれた味にランクアップ

セロリとオリーブのサラダ

材料（2人分）

セロリ ……………… 大1本（100g）
ブラックオリーブ（輪切り）… 10g
塩 ……… ミニスプーン1（1g）
こしょう …………………… 少量
オリーブ油 ……………… 小さじ1
レモン汁 ………………… 小さじ2

作り方

1 セロリは乱切りにする。

2 ボウルに1と残りの材料を入れ、全体にあえる。

白身魚のカロリーは？

カロリー控えめで淡泊な白身魚はダイエットの味方。タイ、タラ、ヒラメ、サワラなどが思い浮かぶけれど、一年じゅう手に入りやすいのがメカジキ。名前の似ているカジキマグロとは別物。白身魚のエネルギーは1切れおよそ100ｇで、いずれも130kcal程度。ただし、養殖と天然もの、季節に寄っても異なる。

○100gあたりのエネルギーは
　サケ（シロサケ）＝124kcal
　サワラ＝161kcal
　タイ（天然）＝129kcal
　タイ（養殖）＝160kcal
　マダラ＝72kcal
　メカジキ＝139kcal

副菜を変えてみる！

トマトとメカジキのスパイスいためライス
454kcal（塩分**0.9**g）

➕ 例1

セロリとグレープフルーツ
のマリネ
84kcal（塩分**0.3**g）→p.18

合計 **538**kcal（塩分**1.2**g）

➕ 例2

マッシュルームのサラダ
95kcal（塩分**0.3**g）→p.16

合計 **549**kcal（塩分**1.2**g）

1食分 **466**kcal ｜ 塩分 **2.1**g

レバにらいため献立

鉄分補給にも役立つレバーはときどき食べたい食材です。
町中華の定番レバにらいためを家でじょうずに作れたらうれしい。
新鮮なレバーを選んできちんと洗えば意外に簡単。
中華風のスープを添えても合格点の塩分です。

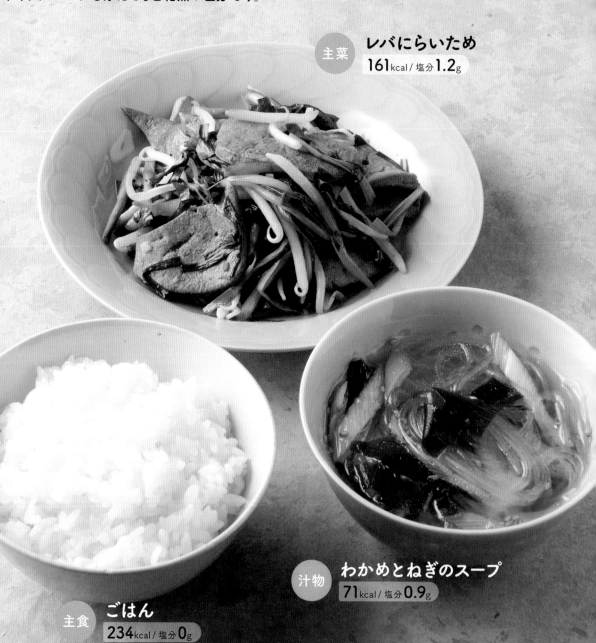

主菜 **レバにらいため**
161kcal / 塩分**1.2**g

汁物 **わかめとねぎのスープ**
71kcal / 塩分**0.9**g

主食 **ごはん**
234kcal / 塩分**0**g

主菜 薄切りを使って水洗いで大成功
レバにらいため

材料（2人分）

豚レバー（薄切り）‥‥‥‥‥160g
もやし‥‥‥‥‥‥‥‥‥‥‥100g
にら‥‥‥‥‥‥‥‥‥‥‥‥100g
にんにく（みじん切り）‥‥‥1かけ分
ごま油‥‥‥‥‥‥‥‥‥‥‥小さじ2
A ┌ オイスターソース‥‥‥‥小さじ2
　└ しょうゆ・砂糖‥‥‥‥各小さじ1

作り方

1　レバーは流水で洗って血抜きをし、水500mLとともになべに入れ、沸騰しない程度の火加減で3分ほどゆでる。

2　フライパンに油を熱し、もやし、にら、にんにくをさっといため、1のレバーとAを加えて手早くいため合わせる。

汁物 低カロリーなのに満足感が100点
わかめとねぎのスープ

材料（2人分）

長ねぎ‥‥‥‥‥‥‥‥2/3本（60g）
しょうが‥‥‥‥‥‥‥‥‥‥1かけ
カットわかめ‥‥‥‥‥‥‥‥2g
はるさめ‥‥‥‥‥‥‥‥‥‥20g
顆粒鶏がらだし‥‥‥‥‥‥‥小さじ1
A ┌ ごま油‥‥‥‥‥‥‥‥小さじ1/2
　└ しょうゆ‥‥‥‥‥‥‥小さじ1/2
いり白ごま‥‥‥‥‥‥‥‥‥小さじ1

作り方

1　長ねぎは縦半分に切って斜め切りにし、しょうがはせん切りにする。わかめは水でもどして水けをきる。はるさめは表示どおりにもどして食べやすく切る。

2　なべに水1と1/2カップ、1、鶏がらだしを入れて煮立て、Aで味をととのえ、ごまを加える。

主食
ごはん

材料（2人分）

ごはん‥‥‥‥‥‥‥‥‥‥‥300g

この献立に合う
おすすめの
朝食と夕食

朝

サケのレモン
塩麹焼き献立
559kcal（塩分**1.5**g）
➡ p.30

夕

塩麻婆豆腐献立
556kcal（塩分**2.3**g）
➡ p.94

合計 **1581**kcal
（塩分**5.9**g）

カットわかめの塩分は

独特の食感と磯の香りが人気のわかめは、生を塩蔵したものと、乾燥させたいわゆるカットわかめとに分けられる。最近では水で簡単にもどせるカットわかめが主流で、そのまま汁物などに入れて使えるために重宝されている。ただし、ここで気をつけたいのが塩分。乾燥したカットわかめは塩分が多く、減塩を意識するなら一度水でもどして使いたい。

○ カットわかめ
　ひとつまみ2g
　そのままなら塩分=0.5g
　水でもどして
　しぼって使うと
　塩分=0.1g弱

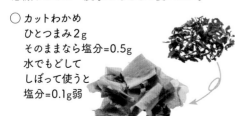

汁物を変えてみる！

┌─────────────────────────┐
│ レバにらいため **161**kcal（塩分**1.2**g） │
│ ごはん **234**kcal（塩分**0**g）   │
└─────────────────────────┘

＋ **例1**

豆腐としいたけの
酸辣湯風
100kcal（塩分**1.2**g）➡p.150

合計 **495**kcal（塩分**2.4**g）

＋ **例2**

きのこの豆乳スープ
128kcal（塩分**1.1**g）➡p.120

合計 **523**kcal（塩分**2.3**g）

具をいためるときに味つけ、
ごはんに混ぜるだけ！

いためサラダずし

材料（2人分）
生サケ ………………… 2切れ（160g）
　塩 ……………… ミニスプーン1（1g）
　こしょう …………………… 少量
にんじん ……………………… 30g
かぶ ……………… 大2個（160g）
かぶの葉 ……………………… 40g
しょうが ……… 薄切り2枚（4g）
オリーブ油 ………………… 小さじ2
A　酢 ……………………… 大さじ2
　塩 …………………… 小さじ1/2
　砂糖 ……………………… 小さじ1
ごはん（温かいもの） ……… 300g

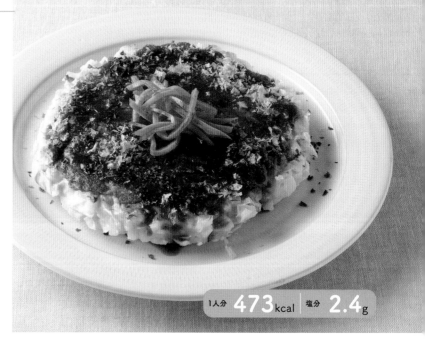

1人分 **485**kcal ｜ 塩分 **1.8**g

作り方
1 サケは皮をとって角切りにし、塩、こしょうをふ
　る。にんじんはせん切り、かぶは縦半分に切っ
　て薄切りにし、葉は1cmくらいに切る。しょうが
　はみじん切りにする。

2 フライパンに油を熱してサケをいため、しょうが、
　にんじん、かぶとかぶの葉を加えてさらにいためる。

3 Aを合わせてよく混ぜ、2にまわしかけて混ぜる。

4 ごはんに3を加えてさっくり混ぜる。

ボリュームたっぷりで
ガツンとくる味なのにヘルシー

お好み焼き

材料（2人分）
豚肩ロース薄切り肉 ………… 100g
キャベツ ……………… 3枚（180g）
長ねぎ ……………………… 1/4本
サクラエビ ………………… 大さじ1
A　小麦粉 ………………… 100g
　とき卵 …………………… 2個分
　水 ………………… 1/2カップ
サラダ油 …………………… 小さじ2
中濃ソース ………………… 大さじ3
薬味
　削りガツオ ……… 1/2袋（2g）
　青のり …………………… 少量
　紅しょうが ………………… 20g

1人分 **473**kcal ｜ 塩分 **2.4**g

作り方
1 キャベツはあらみじんに切り、ねぎは小口切り、
　サクラエビはあらく刻む。

2 ボウルにAを合わせて混ぜ、1を加えてさっくり混
　ぜる。

3 フライパンに油を熱し、2の半量を丸く平らに流し
　入れ、半量の豚肉を広げてのせ、中火で焼いて裏
　返し、ふたをして弱火でこんがりと焼く。もう1枚
　同様に焼く。

4 器に盛り、ソースを塗って薬味をふる。

野菜がきちんととれるのに
屋台風なのがうれしい

塩焼きそば

材料（2人分）

豚こま切れ肉 ……………………150g
｜こしょう ……………………… 少量
パプリカ ……………… 1/3個（60g）
もやし ……………………………100g
にんにく（薄切り） ……………… 2枚
にら …………………………………50g
中華蒸しめん ………… 2袋（300g）
ごま油 …………………………… 大さじ1
A｜ナンプラー ……………… 小さじ2
　｜塩 …………… ミニスプーン1（1g）
　｜こしょう …………………… 少量
レモン（くし形切り） ………… 2切れ

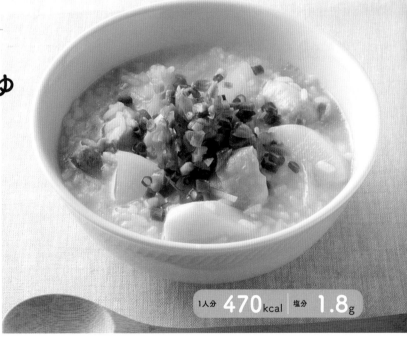

1人分 **474**kcal ｜ 塩分 **2.4**g

作り方

1 豚肉は食べやすく切ってこしょうをふり、にんにく、パプリカは細切りにする。にらは3cm長さに切る。

2 めんは袋のまま電子レンジ（600W）で1分加熱する。

3 フライパンに油を熱し、豚肉、にんにくをいため、もやし、パプリカ、ほぐしためんを加えてさらにいため、Aを加えていため合わせ、仕上げににらを加えてひといためする。器に盛り、レモンを添える。

トロリおかゆにひそんでいるのは、
淡色野菜の大根プラス里芋

鶏大根の中華がゆ

材料（2人分）

鶏もも肉 ………… 大1/2枚（150g）
大根 ………………………………150g
里芋 …………………… 2個（120g）
｜塩 ………………………………… 少量
しょうが ……………………… 1/2かけ
ごはん ……………………………300g
A｜酒 ……………………… 大さじ1
　｜水 ………………… 2と1/2カップ
ごま油 …………………………… 小さじ2
塩 ………………… ミニスプーン2（2g）
ザーサイ（味つき） ………………20g
万能ねぎ …………………………… 2本

1人分 **470**kcal ｜ 塩分 **1.8**g

作り方

1 鶏肉はひと口大に切り、大根は1.2cm厚さのいちょう切りにし、里芋はひと口大に切って塩で軽くもみ、ぬめりを洗い流す。しょうがはせん切りにする。

2 ザーサイはあらみじん切り、万能ねぎは小口切りにする。

3 なべに鶏肉、A、大根、里芋、しょうがを入れてふたをし、煮立ったら弱火にして10分ほど煮る。

4 ごはん、ごま油、塩を加え、さらに5分ほど煮て器に盛る。2を散らして食べる。

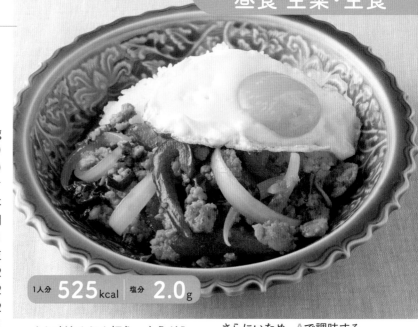

野菜いために卵焼きがカギ
タイ風なのに塩分もベスト

ガパオライス

材料（2人分）
鶏ひき肉 ……………………………150g
パプリカ …………… 大1/3個（60g）
玉ねぎ …………………… 1/4個（50g）
にんにく ……………………… 1/2かけ
赤とうがらし …………………… 1本
卵 ……………………………………… 2個
｜サラダ油 …………………… 小さじ1
バジル ………………………………… 4枚
サラダ油 …………………………… 小さじ2
A｜ナンプラー …………… 大さじ1/2
　｜オイスターソース ……… 小さじ2
　｜レモン汁 ………………… 小さじ1
　｜砂糖 …………………… 小さじ1/2
　｜水 ……………………………… 大さじ1
ごはん ……………………………… 300g

作り方
1 パプリカ、玉ねぎは細切り、に

1人分 **525** kcal　塩分 **2.0** g

んにくはみじん切り、とうがら
しは小口切りにする。バジルは
あらく刻む。

2 フライパンに油を熱してひき肉
をいため、パプリカ、玉ねぎ、
にんにく、とうがらしを加えて

さらにいため、Aで調味する。

3 バジルを加えてさっといため合
わせ、器に盛ったごはんにのせ
る。

4 フライパンに油を熱して目玉焼き
を2つ焼き、3にのせる。

塩分を控えてもうす味ではないのは
めんに味をからめているから

冷やし中華あえそば

材料（2人分）
豚ロース肉（しゃぶしゃぶ用）
……………………………………… 100g
中華めん …………… 2玉（240g）
レタス ………………… 2枚（60g）
きゅうり ………………… 1本（100g）
トマト ……………… 1/2個（100g）
A｜しょうゆ ………………… 小さじ4
　｜砂糖 ……………………… 大さじ1
　｜酢 ………………………… 大さじ3
　｜ごま油 …………………… 小さじ2
　｜練りがらし ………… 小さじ1/3
B｜プレーンヨーグルト … 大さじ2
　｜マヨネーズ ……………… 小さじ2
　｜すり白ごま ……………… 小さじ2

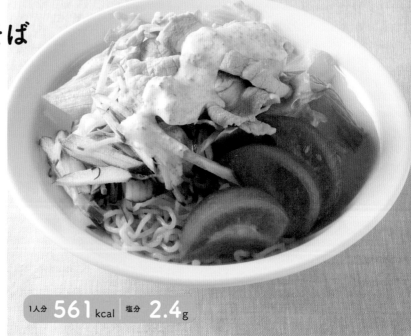

1人分 **561** kcal　塩分 **2.4** g

作り方
1 きゅうりは細切りにし、レタスは食べやすい大きさ
にちぎり、トマトはくし形に切る。

2 中華めんは製品の指示どおりにゆでて水で洗い、
水けをしっかりきってAであえる。

3 豚肉は食べやすく切って沸騰した湯でゆでる（めん
のゆで汁を捨てずに使うと手軽）。

4 めんを器に盛り、1、3をのせる、Bを合わせたたれ
をかける。

マグロ&アボカドを使った
人気レシピは野菜も充実

アヒポキ丼

材料（2人分）
マグロ（赤身） ……………… 200g
アボカド ……… 大1/2個（100g）
紫玉ねぎ ……………… 1/4個（40g）
サニーレタス …… 2～3枚（80g）
貝割れ菜 ……… 1パック（40g）
A｜プレーンヨーグルト …… 大さじ1
　｜しょうゆ ……………… 大さじ1
　｜みりん・しょうが汁 …… 小さじ2
　｜砂糖 …………………… 小さじ1
　｜にんにく（すりおろし）…… 少量
いり白ごま ……………… 小さじ2
ごはん …………………… 300g

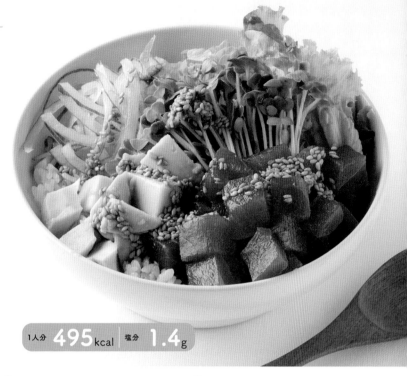

1人分 **495**kcal ｜ 塩分 **1.4**g

作り方
1 マグロ、アボカドはそれぞれ
1.5cm角に切る。玉ねぎは薄
切り、サニーレタスはちぎる。

2 器にごはんを盛って、1、貝割
れ菜をのせる。

3 Aを合わせたたれをまわしか
け、ごまをふる。

スパイシーでジャンクなイメージで
じつはバランスよくて野菜たっぷり

ジャンバラヤ風
混ぜごはん

材料（2人分）
ソーセージ ……………4本（80g）
ブラウンマッシュルーム
………………………… 大5個（60g）
パプリカ ……… 小1/3個（50g）
玉ねぎ ……………… 1/4個（50g）
ごはん …………………… 300g
A｜にんにく（みじん切り）
　｜………………………… 1かけ分
　｜カレー粉・チリパウダー
　｜………………………… 各小さじ1/2
　｜オリーブ油 ………… 小さじ2
　｜こしょう ………………… 少量

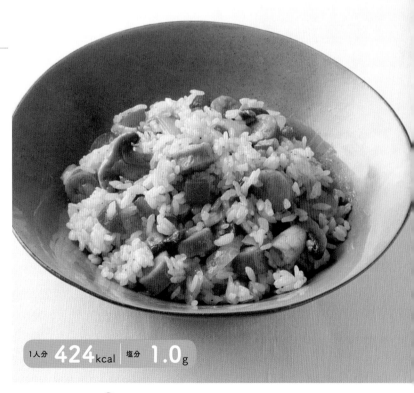

1人分 **424**kcal ｜ 塩分 **1.0**g

作り方
1 ソーセージは1cm厚さに切り、マッシュルームは
薄切り、パプリカ、玉ねぎは1.5cm角に切る。

2 耐熱ボウルに1とAを入れて混ぜ、電子レンジ
（600W）で3分加熱し、温かいごはんを加えて全
体をさっくりと混ぜる。

ピリ辛具材をガーッと混ぜる
韓国風のごはんレシピをタコで

タコビビンバ

材料（2人分）

ゆでタコ	120g
ほうれん草	5～6株(100g)
豆もやし	100g
塩(ゆで湯用)	少量
A ごま油	小さじ2
しょうゆ	小さじ1
すり白ごま	小さじ2
こしょう	少量
ごはん	300g
温泉卵(41ページ参照)	2個
刻みのり	2g

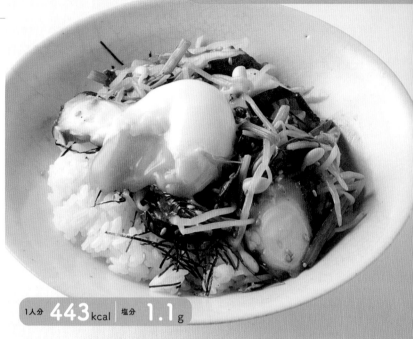

1人分 **443**kcal ｜ 塩分 **1.1**g

作り方

1　タコはそぎ切りにし、ほうれん草と豆もやしは塩ゆでして水けをしっかりと絞る。

2　ボウルに1とA入れてあえる。

3　ごはんを器に盛り、2、のり、温泉卵をのせる。

★　豆もやしとほうれん草はしっかり塩ゆですると減塩に。

懐かしのスパゲッティは
じつは野菜がたくさんとれる

野菜たっぷりミートソース
スパゲッティ

材料（2人分）

合いびき肉	160g
玉ねぎ	1/2個(100g)
ズッキーニ	1/2本(100g)
エリンギ	1本(50g)
にんにく	1かけ
カットトマト水煮缶詰め	1/2缶(200g)
オリーブ油	小さじ4
塩	ミニスプーン1(1g)
こしょう	少量
スパゲッティ	160g
塩(ゆで湯用)	小さじ2

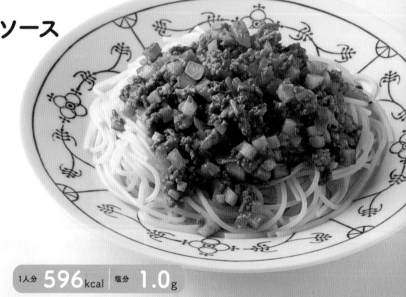

1人分 **596**kcal ｜ 塩分 **1.0**g

作り方

1　玉ねぎ、ズッキーニ、エリンギは5mm角に切る。にんにくはみじん切りにする。

2　フライパンに油を熱してひき肉、1をいため、トマト缶を加えて10分ほど煮て、塩、こしょうで味をととのえる。

3　なべに1Lの湯を沸かして塩を加え、スパゲッティを表示どおりにゆで、湯をきって器に盛り、2をかける。

（メモ）

パスタはしっかり塩ゆですると、ソースの塩分が控えられるので、かえって減塩。食べごたえを求めるならペンネなどの太いパスタを使うのがいい。

カジュアルなサンドイッチも
ゆで豚でカロリーダウン

ベーグルサンド

材料（2人分）

豚ロース肉（しゃぶしゃぶ用）
　　　　　　　　　　　　120g
キャベツ　　　　　2枚（120g）
にんじん　　　　　　　　40g
塩　　　　　ミニスプーン1（1g）
A｜レモン汁　　　　　小さじ2
　｜オリーブ油　　　　小さじ1
　｜こしょう　　　　　　少量
ベーグル　　　　　2個（180g）

作り方

1 豚肉は熱湯でさっとゆでて湯
　をきる。キャベツとにんじんは
　細切りにして塩でもみ、水けを
　絞ってAであえる。

2 ベーグルは厚みを半分に切っ
　て軽くトーストし、野菜、豚肉
　の順にのせ、はさむ。

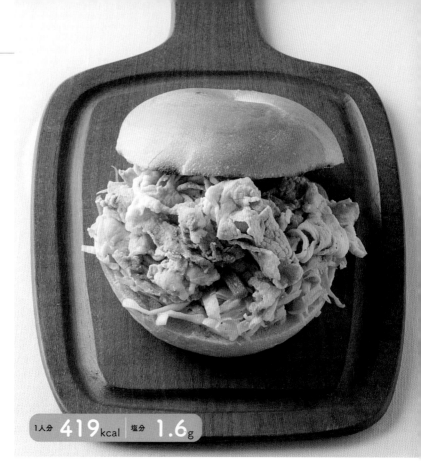

1人分 **419**kcal ｜ 塩分 **1.6**g

牛肉の味と食べごたえで
満足満腹のスープめし

牛肉クッパ

材料（2人分）

牛もも薄切り肉　　　　　160g
豆もやし　　　　　　　　100g
長ねぎ　　　　　　1/2本（50g）
しいたけ　　　　　4枚（60g）
にら　　　　　　　　　　50g
顆粒鶏がらだし　　　　小さじ1
A｜にんにく（すりおろし）
　｜　　　　　　　　1/2かけ分
　｜しょうが（すりおろし）
　｜　　　　　　　　1/2かけ分
　｜コチュジャン　　　小さじ1
塩　　　　　ミニスプーン1（1g）
こしょう　　　　　　　　少量
ごはん　　　　　　　　　300g
ラー油　　　　　　　　小さじ1

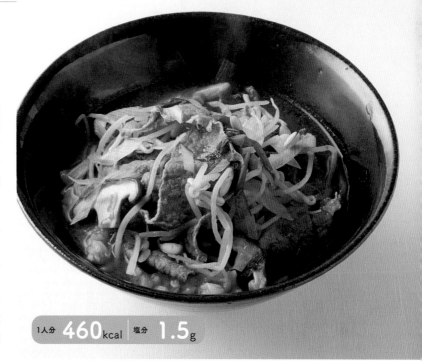

1人分 **460**kcal ｜ 塩分 **1.5**g

作り方

1 牛肉は食べやすく切り、長ねぎは縦半分に切って
　から斜め切りにする。しいたけは薄切り、にらは
　3cm長さに切る。

2 なべに水400mLと鶏がらだしを入れて煮立て、1、
　もやし、Aを入れて3分ほど煮て、塩、こしょうで
　味をととのえる。

3 器にごはん盛り、2をかけてラー油をかける。

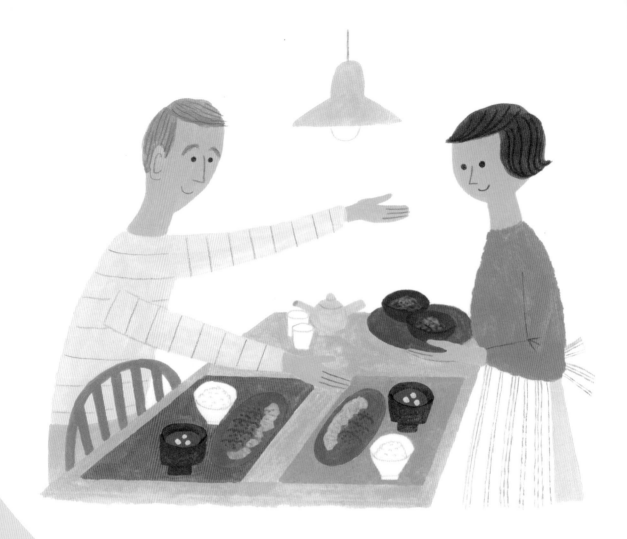

夕食は一日の総まとめ。
食べる時間も意識する

夕食のとり方

1食の目安

600 kcal 前後

朝と昼に食べた量で
夕食の献立を決める

日本人は夕食に重きを置くことが多いのですが、朝と昼に食べたものを思い出し、ここで量を調整する食事にするのがいい方法です。朝食と昼食でどんな栄養素をとりすぎたか、あるいは足りなかったかを考えて献立を決めましょう。

目安は1食600kcal程度。昼食で外食をした場合などは、カロリーも塩分も多くなり、野菜は足りていないことが多いもの。そんなときは野菜たっぷりで塩分や脂質の少ない献立にし、一日量を調整しましょう。

ただし、ごはん抜き、パン抜きなどの偏った献立はおすすめできません。あくまでもバランスのとれた組み合わせに。

夕食が遅くなりそう
そんな日はひと工夫を

仕事から帰って夕食をとる場合、食事の時間が遅くなりがちです。昼食からの間隔があきすぎると、空腹で一気にどか食いをしてしまうことも。これは最悪のパターンなので、夕食の時間が遅くなりそうなときは、昼食は比較的ボリュームのある腹もちのいい食事にするか、夕方、おにぎりなどの炭水化物をとり、その分夕食のカロリーを控えるというのが得策です。

夕食時に晩酌をする人は一日のアルコール摂取量20g程度に抑えます。ビールなら500mL、ワインや日本酒は180mLくらいが目安。塩分の多いおかずをつまみにしないことも重要です。

1食分 **614**kcal 塩分 **2.5**g

豚のしょうが焼き献立

みんな大好きな定番ごはんはずっと食べ続けたいものです。
カロリーをコントロールし、適正塩分もキープしつつ、
ドンと迫力のある肉おかずが食べられるのはうれしい。
添え物と副菜で野菜がたっぷりとれる極上献立。

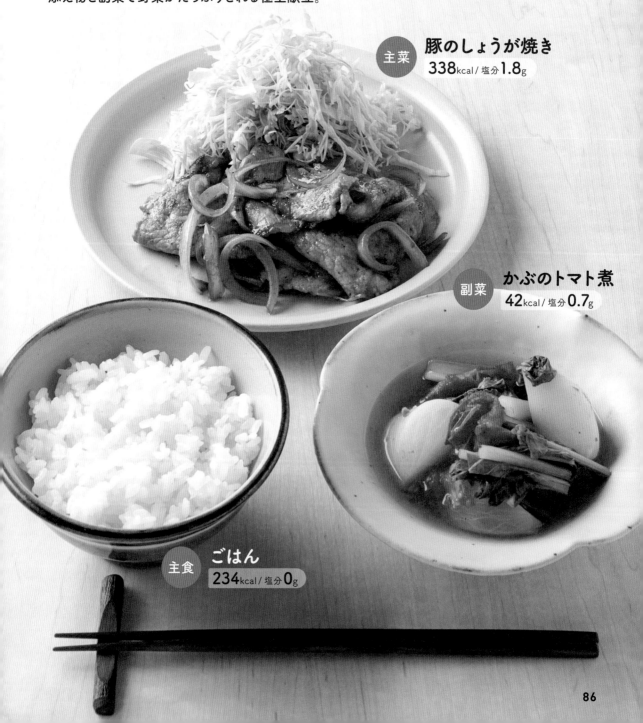

主菜 **豚のしょうが焼き**
338kcal / 塩分**1.8**g

副菜 **かぶのトマト煮**
42kcal / 塩分**0.7**g

主食 **ごはん**
234kcal / 塩分**0**g

主菜 しょうがのきいたコクのあるたれで野菜もぺろり
豚のしょうが焼き

材料（2人分）

豚ロース薄切り肉	200g
玉ねぎ	1/4個（50g）
キャベツ	2枚（120g）
こしょう	少量
小麦粉	大さじ1/2
A しょうが（すりおろし）	
	1かけ分
しょうゆ	小さじ4
酒	小さじ2
砂糖	大さじ1/2
サラダ油	小さじ2

作り方

1 玉ねぎは薄切り、キャベツはせん切りにする。豚肉はこしょうをふって小麦粉をはたく。**A**はよく混ぜておく。

2 フライパンに油を熱して1の豚肉の両面をこんがり焼いてとり出し、同じフライパンで玉ねぎをいため、**A**をまわし入れて煮立てる。豚肉を戻して手早くからめ、器に盛ってキャベツを添える。

この献立に合う
おすすめの
朝食と昼食

朝

エッグスラット献立
489kcal（塩分**1.8**g）
➡ p.28

昼

ささ身と
ミニトマトの
ハーブいため献立
466kcal（塩分**0.8**g）
➡ p.64

合計 **1569**kcal
（塩分**5.1**g）

副菜 うす味でもトマトのうまみで充実の煮物
かぶのトマト煮

材料（2人分）

かぶ	大2個（160g）
かぶの葉	40g
トマト	小1個（120g）
A だし	1/2カップ
みりん・しょうゆ	
	各小さじ1
塩	ミニスプーン1/2（0.5g）

作り方

1 かぶ、トマトはくし形に切り、かぶの葉は3cm長さに切る。

2 なべに**A**を入れて混ぜ、かぶ、トマト、かぶの葉を入れて煮立て、沸騰したらふたをし、弱火にして7〜8分煮る。

メモ

かぶの葉はβ-カロテンが豊富な優秀野菜。残ったら、かぶの葉だけを刻んでいためものにしてもおいしいですよ。やわらかいので下ゆでいらずです。

主食
ごはん

材料（2人分）

ごはん	300g

みりんをじょうずに使いたい

和食の甘みは砂糖とみりんの2つの選択肢がある。ダイレクトに甘みをつけたいときや、肉や魚をやわらかくしたいときには砂糖。まろやかな甘さで素材の味を引き立てたいときにはみりん。みりんは味がしみ込みやすく、加熱すると膜を作り、おいしそうな照りが出るというメリットもある。

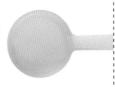

○みりん　小さじ1（6g）
エネルギー ＝14kcal
塩分＝0g

副菜を変えてみる！

豚のしょうが焼き **338**kcal（塩分**1.8**g）
ごはん **234**kcal（塩分**0**g）

＋ 例1

ゴーヤのわさび白あえ
38kcal（塩分**0.5**g）➡ p.143

合計 **610**kcal（塩分**2.3**g）

＋ 例2

なめこと小松菜のみそ汁
20kcal（塩分**0.8**g）➡ p.152

合計 **592**kcal（塩分**2.6**g）

1食分 **590**kcal | 塩分 **2.4**g

サワラとえのき、ほうれん草の煮物献立

魚の煮物に根菜の副菜で和食のおいしさを堪能しましょう。
煮汁の量を控えめにしてきのこや青菜の味つけも兼ねれば、
塩分の量もクリアでき、しかも脂質が控えめだからたっぷり食べてもこのカロリーです。

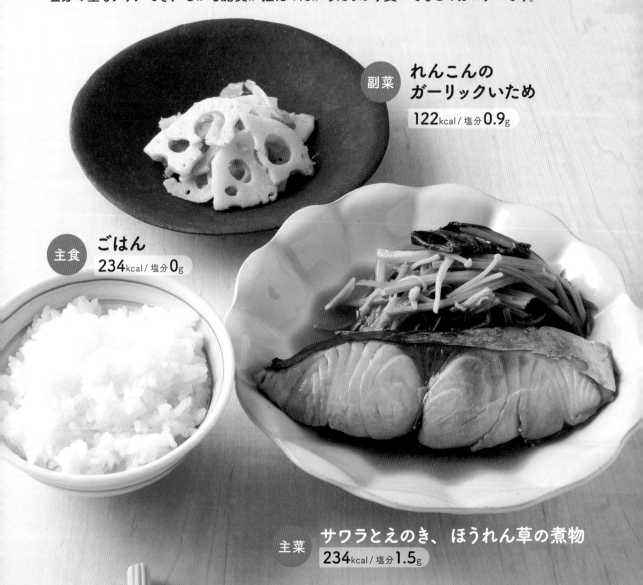

副菜 **れんこんのガーリックいため**
122kcal / 塩分0.9g

主食 **ごはん**
234kcal / 塩分0g

主菜 **サワラとえのき、ほうれん草の煮物**
234kcal / 塩分1.5g

主菜 ふっくらとやわらくて上品な味わい

サワラとえのき、ほうれん草の煮物

材料（2人分）

サワラ	2切れ（200g）
えのきたけ	1/2袋（50g）
ほうれん草	8〜9株（150g）
しょうが	1/2かけ
A｜酒・みりん	各大さじ2
｜しょうゆ	小さじ4
｜水	1カップ

作り方

1 しょうがはせん切り、ほうれん草は3cm長さに切り、えのきたけは長さを半分に切る。

2 フライパンにAを煮立て、しょうが、サワラを入れ、アルミホイルで落としぶたをし、煮立ったらやや弱火にして10分ほど煮る。ほうれん草、えのきたけをなべの端に入れ、さっと煮る。

副菜 和の野菜がイタリア風きんぴらの仕上がりに

れんこんのガーリックいため

材料（2人分）

れんこん	1/2節（125g）
にんにく	1/2かけ
ベーコン	1枚（17g）
オリーブ油	小さじ2
塩	小さじ1/4
あらびき黒こしょう	少量
粉チーズ	小さじ2

作り方

1 れんこんは薄いいちょう切りにし、さっと水でさらし、水けをきる。にんにくはみじん切りにする。ベーコンは1cm幅に切る。

2 フライパンに油を熱して1をいため、塩、こしょう、チーズを加えていため合わせる。

〔メモ〕

れんこんには節があり、節ごとにかなり大きさの差がある。重さを計って作ることが大事。太いものはもっちり食感、細い先端ほどシャキシャキです。

主食 **ごはん**

材料（2人分）

ごはん	300g

この献立に合う
おすすめの
朝食と昼食

朝

温玉納豆献立
501kcal（塩分**1.4**g）
➡ p.40

昼

鶏ごぼう焼きめし献立
496kcal（塩分**2.5**g）
➡ p.62

合計 **1587**kcal
（塩分**6.3**g）

にんにくが支える健康料理

にんにくの辛みや香り成分は健康効果があるアリシンなどのイオウ化合物。疲労回復などさまざまな健康効果が期待されているが、恩恵はそれだけではない。にんにくといっしょに加熱調理すると、香ばしくて食欲をそそる香りに仕上がるので、塩分控えめ、油控えめの料理が格段においしくなる。「もの足りない」を「おいしい」に変えるすごい香味野菜と覚えておきたい。

○にんにく　1かけ（5g）
エネルギー ＝6kcal

副菜を変えてみる！

サワラとえのき、ほうれん草の煮物 234kcal（塩分1.5g）
ごはん 234kcal（塩分0g）

＋例1	＋例2
豚ごぼうみそ汁	**かぼちゃのにんにくいため**
117kcal（塩分0.8g）➡p.153	95kcal（塩分0.3g）➡p.142
合計 **585**kcal（塩分**2.3**g）	合計 **563**kcal（塩分**1.8**g）

1食分 **638**kcal ｜ 塩分 **2.3**g

鶏のから揚げ献立

人気のおかず鶏のから揚げをあきらめたくないから、
おいしくヘルシーに食べられるとびきりのレシピを紹介します。
野菜をいっしょにカラリと揚げて
副菜はさっぱりした箸休め。

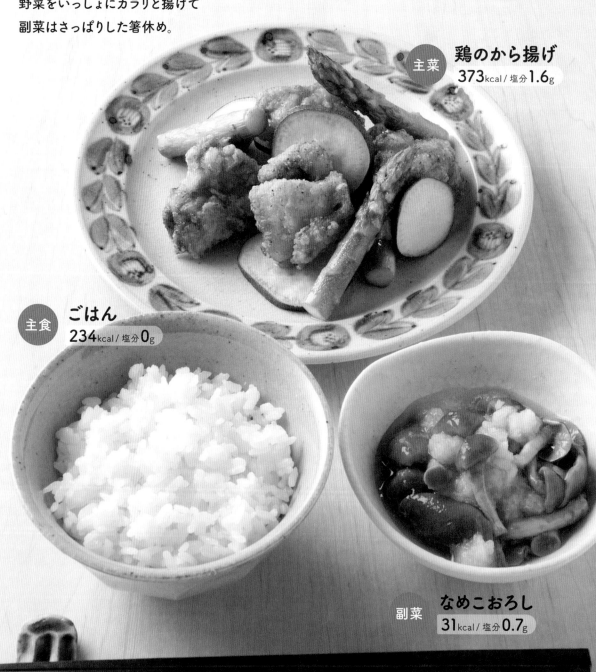

主菜 **鶏のから揚げ**
373kcal / 塩分**1.6**g

主食 **ごはん**
234kcal / 塩分**0**g

副菜 **なめこおろし**
31kcal / 塩分**0.7**g

主菜 芋や野菜も揚げて、見た目も栄養もアップ
鶏のから揚げ

材料（2人分）

鶏もも肉	1枚（250g）
グリーンアスパラガス	4本（60g）
さつま芋	80g
A しょうゆ	小さじ2
酒	小さじ1
砂糖	小さじ1/4
しょうが汁	小さじ1/2
塩	ミニスプーン1（1g）
こしょう	少量
かたくり粉	適量
揚げ油	適量

作り方

1 鶏肉はひと口大に切ってAをもみ込み、10分ほどおいてかたくり粉を薄くまぶす。アスパラガスはかたい部分を切り、長さを3等分くらいに切り、さつま芋は5mm厚さの輪切りにし、水にさっとさらし水けをふく。

2 フライパンに油を1.5cm深さくらいまで入れて中火にかけ、鶏肉を入れたら弱火にし、4分くらい揚げて一度とり出し、3分ほど休ませる。

3 揚げ油を180℃に熱し、2を戻し入れてきつね色に揚げる。アスパラガスとさつま芋を素揚げにし、鶏肉と盛り合わせる。

副菜 消化を助ける大根になめこの食感が合う
なめこおろし

材料（2人分）

なめこ	1袋（100g）
大根	200g
A 酢	大さじ1と1/2
塩	ミニスプーン1（1g）
砂糖・しょうゆ	各小さじ1/2

作り方

なめこはさっとゆで、ざるにあげて冷ます。大根はすりおろして水けをきる。Aと大根おろしを混ぜ、なめこを加えてさっと混ぜる。

> メモ
>
> なめこは唯一洗う必要があるきのこ。ざるに入れ、流水をかけて軽くよごれを落とす程度でいい。洗いすぎると独特のぬめりも落ちてしまいます。

主食
ごはん

材料（2人分）

ごはん	300g

この献立に合う
おすすめの
朝食と昼食

朝

エビと厚揚げのしょうがいためと鶏がら中華がゆ献立
466kcal（塩分**1.6**g）
→ p.22

昼

納豆にらそば献立
521kcal（塩分**2.6**g）
→ p.54

合計 **1625**kcal
（塩分**6.5**g）

きのこをもっと食べたい

きのこと一口に言っても、しいたけ、しめじ、えのきたけ、エリンギ、まいたけ、なめこ……とさまざま。正確には野菜ではなく菌類なのだが、食物繊維が豊富でビタミンやミネラルも含むことから、野菜としてカウントしてもいい食材。低カロリーで香りがよく、うまみが強いのが共通点。組み合わせる食材をおいしくしてくれるので、どんどん活用したい。

○ 100gあたりのエネルギーは
しいたけ=25kcal　　ぶなしめじ=26kcal
えのきたけ=34kcal　　エリンギ=31kcal
まいたけ=22kcal　　なめこ=14kcal

副菜を変えてみる！

鶏のから揚げ 373kcal（塩分1.6g）
ごはん 234kcal（塩分0g）

＋ 例1	＋ 例2
なすのレモンだし煮	トマトとレタスのレンジ煮
34kcal（塩分0.6g）→p.141	36kcal（塩分0.6g）→p.40
合計 641kcal（塩分2.2g）	合計 643kcal（塩分2.2g）

1食分 **629**kcal 塩分 **2.5**g

サケの南蛮漬け献立

肉や魚のから揚げを甘辛すっぱいたれに漬けるのが南蛮漬け。
こってりなのにさっぱりで箸の止まらないおかずです。
たれに使った山盛り野菜もぺろりと食べられます。
副菜にじゃが芋とブロッコリーを添えればパーフェクト。

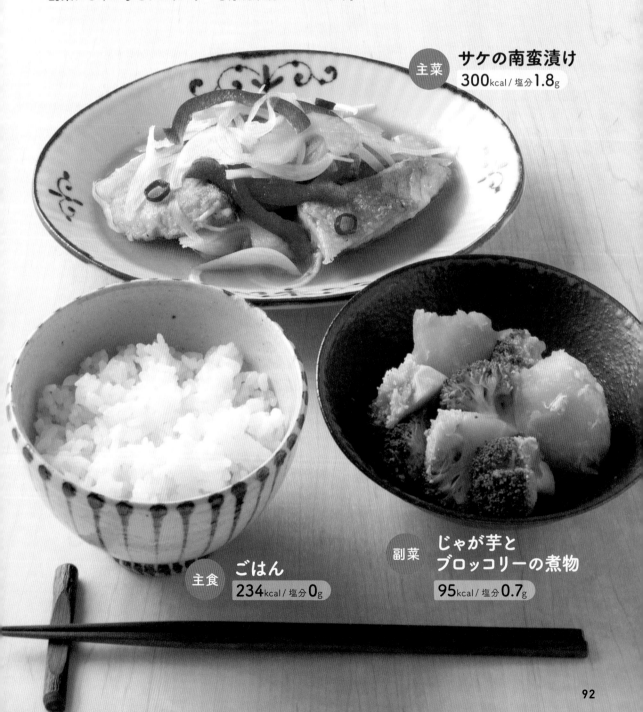

主菜 **サケの南蛮漬け**
300kcal / 塩分**1.8**g

主食 **ごはん**
234kcal / 塩分**0**g

副菜 **じゃが芋と
ブロッコリーの煮物**
95kcal / 塩分**0.7**g

主菜 揚げたてを漬け汁にドンドン入れる
サケの南蛮漬け

材料（2人分）

生ザケ	2切れ(200g)
こしょう	少量
かたくり粉	適量
パプリカ	1/4個(40g)
玉ねぎ	1/4個(50g)
セロリ	大1/2本(50g)
赤とうがらし（輪切り）	1/2本分
A だし	1/3カップ
砂糖	大さじ1/2
しょうゆ	小さじ2
塩	小さじ1/3
酢	大さじ1と1/2
オリーブ油	小さじ2

作り方

1 サケは1切れを半分に切ってこしょうをふり、かたくり粉をまぶす。玉ねぎは薄切り、パプリカは細切り、セロリは斜め薄切りにする。

2 耐熱容器にAを入れて混ぜ、電子レンジ（600W）で1分加熱し、とうがらし、酢を混ぜておく。

3 フライパンに油を熱し、弱めの中火でサケをきつね色になるまで両面を揚げ焼きにし、2の漬け汁に入れ、野菜も入れて混ぜ、10分ほど浸す。

副菜 ビタミンたっぷりな芋と緑黄色野菜の煮物
じゃが芋とブロッコリーの煮物

材料（2人分）

じゃが芋	小2個(200g)
ブロッコリー	大1/2個(100g)
だし	3/4カップ
A 酒	大さじ1
砂糖	小さじ1
しょうゆ	大さじ1/2

作り方

1 じゃが芋は半分に切って水にさらし、水けをきる。ブロッコリーは小房に分ける。

2 なべにだし、じゃが芋、Aを入れてふたをし、煮立ったら弱火にして7〜8分煮る。ブロッコリー、しょうゆを加えてさらに3〜4分ほど煮る。

主食
ごはん

材料（2人分）

ごはん	300g

この献立に合う
おすすめの
朝食と昼食

朝
ささ身とキャベツ、しめじのカレーいため献立
493kcal（塩分**1.4**g）
➡ p.32

昼
きつね玉丼献立
477kcal（塩分**2.4**g）
➡ p.58

合計 **1599**kcal
（塩分**6.3**g）

ヘルシー揚げ物のポイント

揚げ物は高カロリー！ とあきらめがちだが、揚げ方でかなりカロリーがコントロールできる。ポイントは吸収する油の量。衣をたっぷりつけて低温でじっくりと揚げるとしっかり油がしみ込む。逆に薄い衣で手早く揚がる食材なら、それほど油の吸収率は高くない。レシピどおりにきちんと作れば、一日1600kcalをキープしながら、から揚げ(p.90)も、カツ(p.124)も楽しめる。

副菜を変えてみる！

サケの南蛮漬け 300kcal（塩分1.8g）
ごはん 234kcal（塩分0g）

＋ 例1
さつま芋とブロッコリーのトマトおろし汁
71kcal（塩分**0.7**g）➡ p.152
合計 **605**kcal（塩分**2.5**g）

＋ 例2
にんじんとしらたきのきんぴら
58kcal（塩分**0.7**g）➡ p.140
合計 **592**kcal（塩分**2.5**g）

1食分 **556**kcal 塩分 **2.3**g

しおまーぼーどうふ
塩麻婆豆腐献立

真っ赤に燃える麻婆豆腐はおいしいけれど、塩麻婆もたまりません。
ねぎ、しょうが、にんにくのきいたパンチのある味わいです。
さわやかなナムルとごはんを順番に口に運んでください。

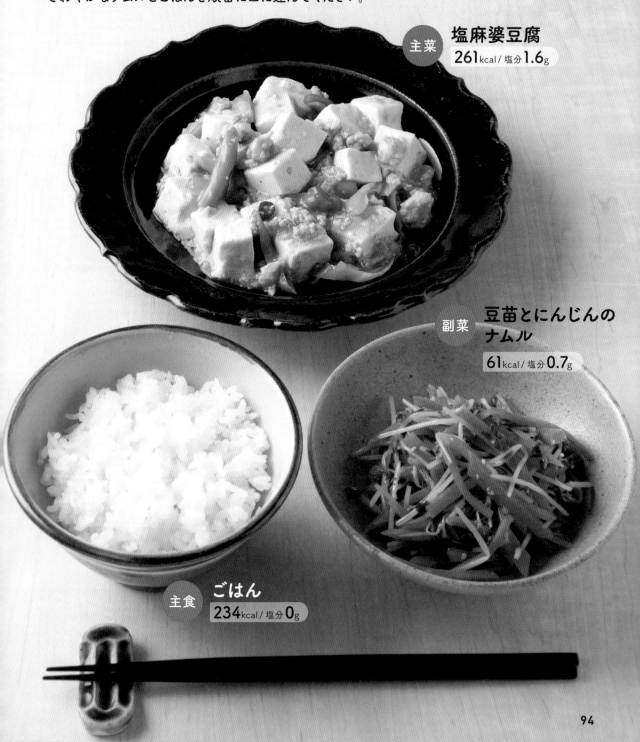

主菜 **塩麻婆豆腐**
261kcal / 塩分**1.6**g

副菜 **豆苗とにんじんの
ナムル**
61kcal / 塩分**0.7**g

主食 **ごはん**
234kcal / 塩分**0**g

94

主菜 主食 激辛ではないからこそ、素材の味が生きる
塩麻婆豆腐

材料（2人分）

もめん豆腐	1丁（300g）
鶏ひき肉	100g
長ねぎ	1/4本（25g）
しょうが	1/2かけ
にんにく	1/2かけ
赤とうがらし	1/2本
ごま油	小さじ2
A｜酒	大さじ1
｜塩	小さじ1/2
｜顆粒鶏がらだし	小さじ1/2
｜水	3/4カップ
ししとうがらし	6本
かたくり粉	小さじ2

作り方

1 ねぎ、しょうが、にんにくはみじん切りにし、とうがらしは輪切りにする。豆腐は厚みを半分に切って2cm角くらいに切る。ししとうは斜め切りにする。

2 フライパンに油を熱してひき肉、しょうが、にんにく、ねぎ、とうがらしをいため、Aを加えて煮立て、豆腐を入れて煮立ったら弱火にし、3分ほど煮る。

3 ししとうを加え、かたくり粉を倍量の水でといて加え、とろみをつけてひと煮立ちさせる。

副菜 シャキッと食感の野菜を香味野菜が引き立てる
豆苗とにんじんのナムル

材料（2人分）

豆苗	1パック（130g）
にんじん	大1/2本（80g）
A｜長ねぎ（みじん切り）	小さじ1
｜にんにく（みじん切り）	薄切り1枚分
｜しょうゆ	大さじ1/2
｜砂糖	小さじ1/2
｜ごま油	小さじ1
｜いり白ごま	小さじ1
｜粉とうがらし	少量

作り方

1 にんじんはせん切りにする。

2 にんじんをゆで、豆苗もさっとゆでてざるにあげ、3cm長さに切って水けを絞る。

3 Aをよく混ぜて2をあえる。

> **メモ**
> 豆苗はえんどう豆の若芽。もやしや貝割れ菜と同様、発芽したばかりの野菜。β-カロテンをはじめとするビタミンが豊富。さっと加熱して食べましょう。

主食 ごはん

材料（2人分）

ごはん	300g

この献立に合う
おすすめの
朝食と昼食

朝
豆乳スクランブル
エッグ献立
465kcal（塩分**1.4**g）
→ p.16

昼
豚丼献立
560kcal（塩分**2.3**g）
→ p.52

合計 **1581**kcal
（塩分**6.0**g）

副菜を変えてみる！

> 塩麻婆豆腐 **261**kcal（塩分**1.6**g）
> ごはん **234**kcal（塩分**0**g）

 例1
つるむらさきの
ごましょうがあえ
24kcal（塩分**0.4**g）→p.141

例2
レタスのお浸し
36kcal（塩分**0.6**g）→p.142

合計 **519**kcal（塩分**2.0**g）　　合計 **531**kcal（塩分**2.2**g）

1食分 **600**kcal | 塩分 **2.4**g

漬けマグロサラダ献立

マグロの刺し身を漬けだれにちょっと漬け込むことで、
ねっとりとした食感とうまみが引き出され、生野菜とよく合います。
案外低塩なので汁物も添えられ、大満足の献立です。

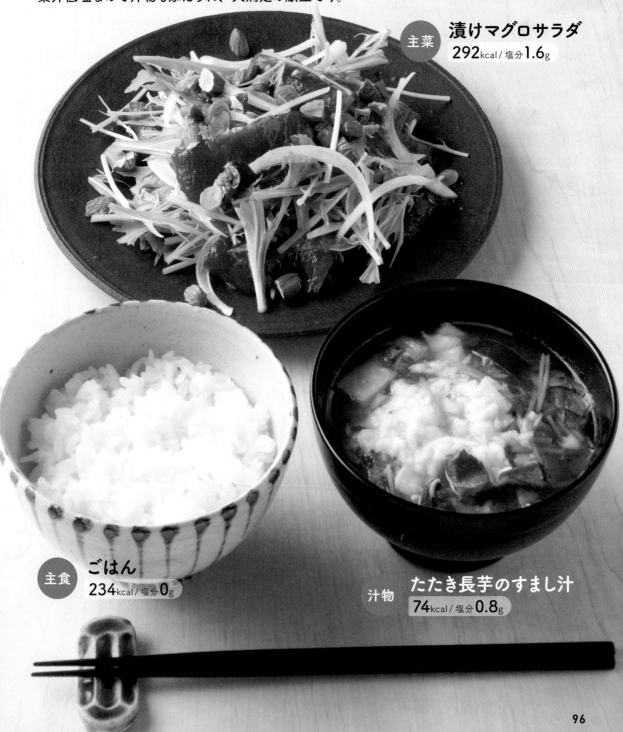

主菜 **漬けマグロサラダ**
292kcal / 塩分**1.6**g

主食 **ごはん**
234kcal / 塩分**0**g

汁物 **たたき長芋のすまし汁**
74kcal / 塩分**0.8**g

主菜 しょうゆは少なめでもオイルとナッツが引き立てる
漬けマグロサラダ

材料（2人分）

マグロ（赤身・刺し身） ……… 200g
玉ねぎ ……………………… 1/4個（50g）
水菜 ………………………… 100g
A｜しょうゆ ………………… 小さじ2
　｜みりん ………………… 小さじ1/2
B｜練りわさび ……………… 小さじ1/3
　｜サラダ油 ………………… 大さじ1
　｜酢 ……………………… 小さじ2
　｜塩 …………… ミニスプーン1（1g）
アーモンド（無塩ロースト） …… 30g

作り方

1 マグロは薄切りにし、よく混ぜたAに5分ほど漬け込む。

2 玉ねぎは薄切りにして水にさらし、水けをしっかりきる。水菜は3cm長さに切って玉ねぎと混ぜる。

3 器に1と2を盛り合わせ、Bをよく混ぜたたれをまわしかけ、アーモンドを砕いて散らす。

副菜 長芋はふんわり、油揚げとしいたけで深い味に
たたき長芋のすまし汁

材料（2人分）

長芋 ………………………… 100g
油揚げ ……………… 1/2枚（10g）
しいたけ …………… 2枚（40g）
三つ葉 ……………………… 50g
だし ………………… 1と1/2カップ
A｜塩 …… ミニスプーン1/2（0.5g）
　｜しょうゆ ………………… 小さじ1

作り方

1 長芋はポリ袋に入れてめん棒などで細かくたたき、油揚げは縦半分に切って1cm幅に切る。しいたけは薄切り、三つ葉は3cm長さに切る。

2 なべにだしを煮立て、しいたけ、油揚げを入れて3分ほど煮、Aで味をととのえ、三つ葉と長芋を入れてひと煮立ちさせる。

主食 # ごはん

材料（2人分）

ごはん ……………………… 300g

この献立に合う
おすすめの
朝食と昼食

朝

小松菜とベーコンの
卵いため献立
537kcal（塩分**1.5**g）
➡ p.42

昼

エビチリ丼献立
463kcal（塩分**2.1**g）
➡ p.70

合計 **1600**kcal
（塩分**6.0**g）

ナッツは無塩ローストがルール

いろいろな料理に手軽にコクや食感をプラスできるアーモンドやカシューナッツ。選ぶときには「無塩」で「ロースト（素焼き）」してあるものを選びたい。おつまみ用のものは塩分がたっぷり、揚げてあればカロリーもアップするのでここはチェックポイント。食べる前に、オーブントースターなどで、短時間加熱すると、香ばしさが増す。

○ アーモンド（無塩・ロースト）15g
　エネルギー＝91kcal
　塩分＝0g

汁物を変えてみる！

漬けマグロサラダ 292kcal（塩分1.6g）
ごはん 234kcal（塩分0g）

例1
じゃが芋とブロッコリーの煮物
95kcal（塩分0.7g）➡p.92
合計 **621**kcal（塩分**2.3**g）

例2
揚げだし大根
53kcal（塩分0.7g）➡p.145
合計 **579**kcal（塩分**2.3**g）

1食分 **646**kcal | 塩分 **2.4**g

焼きギョーザ献立

熱々を頬張りたいけれどギョーザはいかにも高カロリーな印象。
これをくつがえすのが少量のサラダ油を使った蒸し焼きレシピ。
最後に追いごま油でパリッと香ばしく仕上げます。
中華風のスープを添えても合格点です。

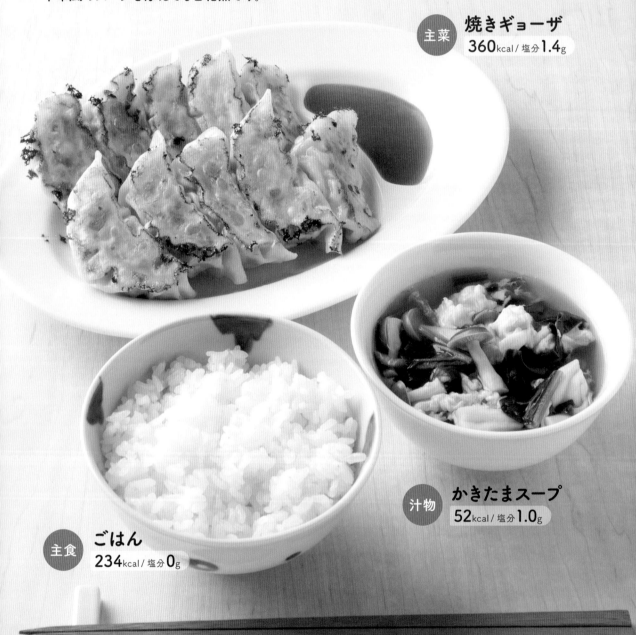

主菜 **焼きギョーザ**
360kcal / 塩分**1.4**g

汁物 **かきたまスープ**
52kcal / 塩分**1.0**g

主食 **ごはん**
234kcal / 塩分**0**g

主菜 パリパリ野菜たっぷり、1人10個も

焼きギョーザ

材料（2人分）

豚ひき肉	150g
ギョーザの皮	20枚
キャベツ	1枚（80g）
玉ねぎ	小1/6個（30g）
にら	30g
A　しょうが（すりおろし）	1/4かけ分
しょうゆ・酒	各小さじ2
ごま油	小さじ1
こしょう	少量
サラダ油・ごま油	各小さじ1
B　酢	小さじ2
しょうゆ	小さじ1
ラー油	少量

作り方

1 キャベツ、玉ねぎはみじん切りにし、にらは細かく刻む。

2 ボウルにひき肉とAを入れて混ぜ、1を加えてさらに練り混ぜ、20等分して皮で包む。

3 フライパンにサラダ油を敷き、2を並べてから中火にかけ、水1/2カップを注ぎ入れてふたをし、沸騰したら弱火にし、7〜8分蒸し焼きにする。

4 火を強めて余分な水分を飛ばし、ごま油をまわし入れて底面がきつね色になるまで焼く。

5 器に盛り、Bを混ぜたたれを添える。

この献立に合う
おすすめの
朝食と昼食

朝
ささ身とキャベツ、しめじのカレーいため献立
493kcal（塩分1.4g）
→ p.32

昼
ひよこ豆のトマトソースペンネ献立
457kcal（塩分1.3g）
→ p.66

合計 1596kcal
（塩分5.1g）

汁物 中華風卵のスープにはほうれん草をプラスする

かきたまスープ

材料（2人分）

卵	1個
ほうれん草	小1/4束（50g）
しめじ類	1/2パック（50g）
A　顆粒鶏がらだし	小さじ1/4
水	1と1/2カップ
B　しょうゆ	小さじ1/2
塩	ミニスプーン1（1g）
こしょう	少量

作り方

1 ほうれん草は2cm長さに切り、しめじは小房に分ける。

2 なべにAを煮立てて1を入れ、3分ほど煮る。Bで味をととのえ、割りほぐした卵をまわし入れる。

主食 ごはん

材料（2人分）

ごはん	300g

副菜を変えてみる！

焼きギョーザ 360kcal（塩分1.4g）
ごはん 234kcal（塩分0g）

＋ 例1
ピーマンとえのきの煮物
57kcal（塩分0.7g）→ p.143
合計 651kcal（塩分2.1g）

＋ 例2
さやいんげんのザーサイいため
49kcal（塩分0.6g）→ p.141
合計 643kcal（塩分2.0g）

1食分 **577**kcal | 塩分 **2.5**g

ピーマンの肉詰め献立

手のかかる印象のおかずですが、失敗なしのレシピを伝授。

玉ねぎもひき肉もいため、卵でまとめるので必ずじょうずに焼けます。

主菜と汁物からダブルで緑黄色野菜がとれるのも魅力の献立。

ソースは量を計ってかけましょう。

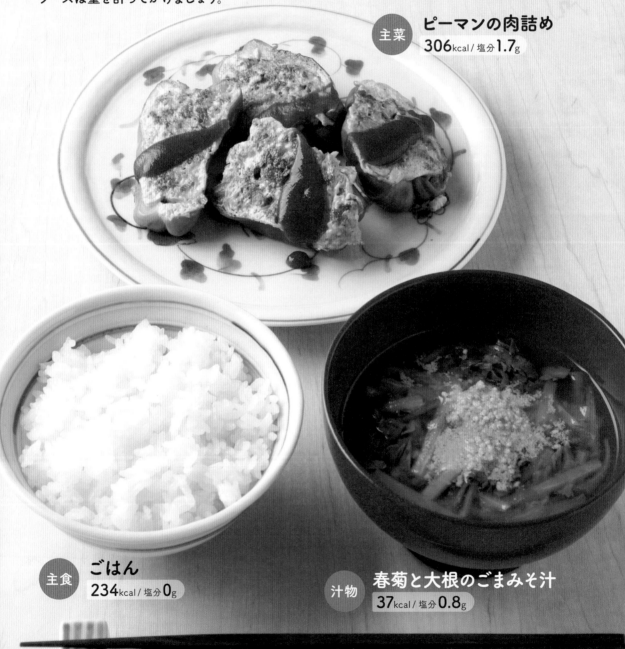

主菜 **ピーマンの肉詰め**
306kcal / 塩分1.7g

主食 **ごはん**
234kcal / 塩分0g

汁物 **春菊と大根のごまみそ汁**
37kcal / 塩分0.8g

100

主菜

食べごたえがあるけれどふわりとやわらかい

ピーマンの肉詰め

材料（2人分）

ピーマン	4個（100g）
合いびき肉	150g
玉ねぎ	1/4個（50g）
卵	1個
バター	小さじ2
塩	ミニスプーン1（1g）
こしょう	少量
オリーブ油	小さじ1
A トマトケチャップ	大さじ2
ウスターソース	大さじ1/2

作り方

1 玉ねぎはみじん切りにし、ピーマンは縦半分に切って種をとる。

2 フライパンを熱してバターをとかし、玉ねぎをしんなりするまでいため、ひき肉を加えてさらにいため、塩、こしょうをふってボウルに移す。

3 2に割りほぐした卵を加えて混ぜ、8等分してピーマンに詰める。

4 フライパンに油を熱して3の肉の面を下にして入れ、ふたをして弱めの中火で5分ほど焼き、裏返してさらに3分ほど焼く。

5 Aをよく混ぜてかける。

この献立に合う おすすめの 朝食と昼食

朝

サケ缶とじゃが芋、豆苗のごま風味いため献立

514kcal（塩分**1.6**g）
→ p.38

昼

シンガポールチキンライス献立

504kcal（塩分**1.9**g）
→ p.72

合計 **1595**kcal
（塩分**6.0**g）

汁物

ごまの香ばしい香りがみそ汁にコクをだす

春菊と大根のごまみそ汁

材料（2人分）

春菊	50g
大根	100g
だし	1と1/2カップ
みそ	小さじ1と2/3
すりごま	小さじ2

作り方

1 大根は細切りにし、春菊は3cm長さに切る。

2 なべにだし、大根を入れてふたをし、中火にかけて煮立ったら弱火にし、5分ほど煮る。

3 みそをとき入れて春菊を加え、ひと煮立ちしたら器に盛り、すりごまを加える。

主食

ごはん

材料（2人分）

ごはん	300g

青菜のアレコレ新知識

緑黄色野菜を手軽にとれる緑黄色野菜の代表が青菜類。ゆでてお浸しやあえ物にするのが定番。だが、意外にも生食できるものも多い。小松菜はスムージーに、春菊はサラダにもぴったり。以前は生では食べられないとされていたほうれん草も、最近はサラダ用が出まわっている。空芯菜やターサイなど中国青菜もよく見かけるが、いずれもいため物ならまちがいないおいしさ。

副菜を変えてみる！

ピーマンの肉詰め **306**kcal（塩分**1.7**g）
ごはん **234**kcal（塩分**0**g）

例1

スナップえんどうのしょうがあえ
41kcal（塩分**0.4**g）→p.144

合計 **581**kcal（塩分**2.1**g）

例2

キャベツとじゃが芋の粒マスタードサラダ
143kcal（塩分**0.6**g）→p.145

合計 **683**kcal（塩分**2.3**g）

1食分 **616**kcal ┃ 塩分 **2.1**g

サバのホイル焼き献立

サバといえばみそ煮や塩焼きが思い浮かびますが、
低カロリーでバランス抜群のホイル焼きもおすすめ。
かすかなカレーの香りとレモンがアクセントのしゃれた一皿。
すまし汁はみょうがの香りでうす味でも美味。

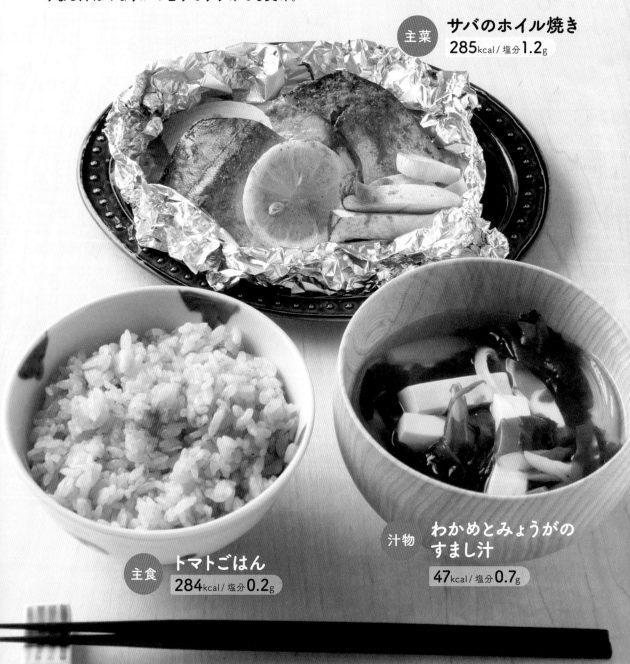

主菜 **サバのホイル焼き**
285kcal / 塩分**1.2**g

汁物 **わかめとみょうがの
すまし汁**
47kcal / 塩分**0.7**g

主食 **トマトごはん**
284kcal / 塩分**0.2**g

主菜 ホイルをあけるとスパイシーかつさわやかな香り
サバのホイル焼き

材料（2人分）

サバ	2切れ(200g)
玉ねぎ	1/2個(100g)
エリンギ	大1本(60g)
レモン(輪切り)	2枚
A しょうゆ	小さじ2
酒	小さじ1
カレー粉	小さじ1/4
オリーブ油	小さじ2
カレー粉	少量

作り方

1 サバは1切れを半分に切り、Aをよく混ぜてからめる。玉ねぎは8mm厚さの薄切り、エリンギは軸は輪切り、笠はくし形に切る。

2 アルミホイルを広げて油を塗り、玉ねぎとエリンギを半量ずつ広げてサバをのせ、レモンをのせてカレー粉少量をふり、口をとじて200℃に予熱したオーブンで15分ほど焼く。

この献立に合う
おすすめの
朝食と昼食

朝

トマトとひよこ豆の
レンジ煮献立
421kcal（塩分**1.4**g）
➡ p.18

昼

豆乳担々めん献立
582kcal（塩分**2.4**g）
➡ p.50

合計 **1619**kcal
（塩分**5.9**g）

汁物 豆腐とわかめをさっぱり味のおすましに
わかめとみょうがのすまし汁

材料（2人分）

カットわかめ	小さじ2
もめん豆腐	1/3丁(100g)
みょうが	2個(40g)
だし	1と1/2カップ
塩	ミニスプーン1/2(0.5g)
しょうゆ	小さじ1/2

作り方

1 わかめは水にもどして水けをきり、みょうがは縦半分に切って薄切り、豆腐は拍子木切りにする。

2 なべにだしを煮立て、豆腐、塩、しょうゆを入れて煮立て、わかめ、みょうがを加えてひと煮立ちさせる。

主食 トマトをそのまま炊くだけで絶品炊き込みごはん
トマトごはん

材料（2人分）

米	1合
水	180mL
トマト	1/2個(80g)
しょうゆ	小さじ1/2
A オリーブ油	小さじ1
こしょう	少量

作り方

米は洗って炊飯器の内釜に入れ、分量の水に15分ほど浸し、しょうゆを加えてトマト、Aを入れて炊く。炊き上がったらトマトをくずしてさっくりと混ぜる。

メモ

材料をすべて倍量にすれば、人気のトマト丸ごとごはんに。トマトをほぐして冷ましたら、冷凍もできます。

副菜を変えてみる！

サバのホイル焼き 285kcal（塩分**1.2**g）
トマトごはん 284kcal（塩分**0.2**g）

╋ 例1	╋ 例2
ほうれん草と豆腐の ミルクみそ汁	焼きアスパラガスの チーズあえ
79kcal（塩分**0.7**g）➡p.152	**25**kcal（塩分**0.1**g）➡p.60
合計 **648**kcal（塩分**2.1**g）	合計 **594**kcal（塩分**1.5**g）

1食分 **569**kcal｜塩分 **1.9**g

タラのレモンソテー献立

バターと白ワイン香る白身魚のソテーに彩り野菜のサラダ……、
特別な日のごちそうみたいな献立です。
魚はタイやサワラ、メカジキなどを使っても栄養価はほぼ同じ。
簡単すぎるミルクスープはカルシウムの補給にも。

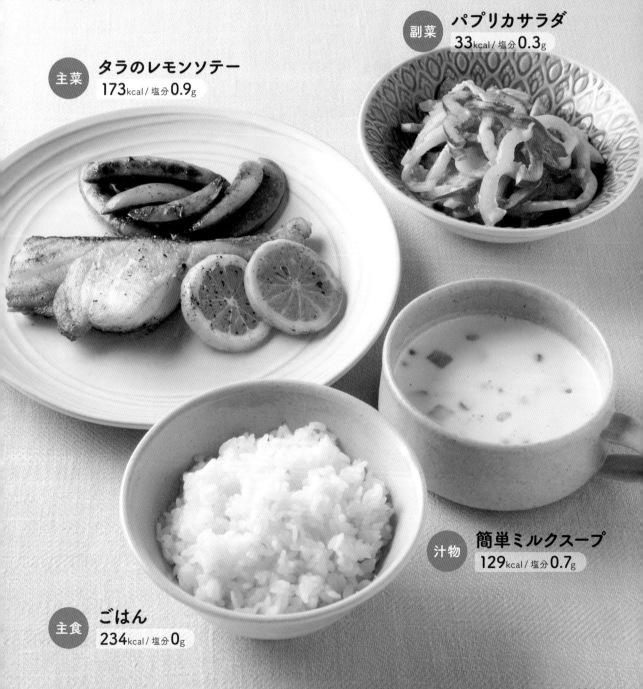

副菜 **パプリカサラダ**
33kcal / 塩分0.3g

主菜 **タラのレモンソテー**
173kcal / 塩分0.9g

汁物 **簡単ミルクスープ**
129kcal / 塩分0.7g

主食 **ごはん**
234kcal / 塩分0g

104

主菜 小麦粉薄くまぶせばおいしいソースがよくからむ
タラのレモンソテー

材料（2人分）

生タラ	2切れ(200g)
スナップえんどう	100g
塩	ミニスプーン1(1g)
小麦粉	小さじ2
こしょう	少量
バター	15g
白ワイン	小さじ4
レモン(輪切り)	4枚

作り方

1 タラは塩をふって10分ほどおき、よく洗う。水けをふいてこしょうをふり、小麦粉をまぶす。

2 フライパンにバターをとかし、タラの両面をこんがりと焼く。あいているところにスナップえんどうを入れていっしょに焼く。

3 ワインをまわしかけ、レモンをのせて焼き上げる。

副菜 マヨの代わりにカレーヨーグルト味でヘルシー
パプリカサラダ

材料（2人分）

パプリカ(赤、黄)		各大1/2個(160g)
A	ヨーグルト	大さじ2
	にんにく(すりおろし)	1/2かけ分
	カレー粉	小さじ1/4
	塩	ミニスプーン2/3(0.7g)
	こしょう	少量

作り方

パプリカは横薄切りにし、Aを加えてよくあえる。

汁物 ミックスベジタブルを見直したいおいしさ
簡単ミルクスープ

材料（2人分）

ミックスベジタブル	100g
牛乳	300mL
塩	ミニスプーン1(1g)
こしょう	少量

作り方

なべに牛乳を入れて温め、ミックスベジタブルを加えて温める。塩、こしょうで味をととのえる。

主食 # ごはん

材料（2人分）

ごはん	300g

この献立に合う
おすすめの
朝食と昼食

朝

厚揚げともやしの
おかかソースいため
献立
512kcal（塩分1.5g）
➡ p.36

昼

カレーうどん献立
472kcal（塩分2.8g）
➡ p.60

合計 1553kcal
（塩分6.2g）

副菜を変えてみる！

タラのレモンソテー 173kcal（塩分0.9g）
簡単ミルクスープ 129kcal（塩分0.7g）
ごはん 234kcal（塩分0g）

例1

かぶの
レモンマスタードサラダ
44kcal（塩分0.6g）➡p.68

合計 580kcal（塩分2.2g）

例2

セロリとオリーブのサラダ
31kcal（塩分0.6g）➡p.74

合計 567kcal（塩分2.2g）

1食分 **592**kcal ｜塩分 **1.3**g

豚肉のトマトジュース煮献立

コトコト煮込んだシチューのようなほっこりおかず。
トマトジュースで5分煮るだけで野菜がたっぷりとれます。
うす味のシチューですがコールスローのカレー風味と、
バターライスの満足感でちょうどいい感じに。

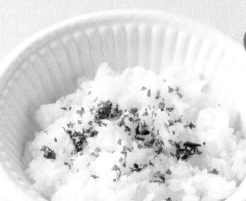

主食 **バターライス**
271kcal / 塩分 0g

主菜 **豚肉のトマトジュース煮**
274kcal / 塩分 0.9g

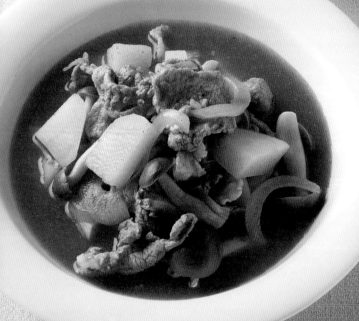

副菜 **キャベツのスパイス
コールスロー**
47kcal / 塩分 0.4g

この献立に合う
おすすめの
朝食と昼食

朝

サケのレモン
塩麹焼き献立
559kcal（塩分**1.5**g）
➡ p.30

昼

きつね玉丼献立
477kcal（塩分**2.4**g）
➡ p.58

合計　**1628**kcal
（塩分**5.2**g）

 主菜　時間がないときにもバランスのいい一皿

豚肉のトマトジュース煮

材料（2人分）

豚こま切れ肉 ································ 160g
玉ねぎ ····························· 1/4個（50g）
しめじ類 ···················· 1パック（100g）
じゃが芋 ····························· 1個（150g）
トマトジュース（食塩無添加）
·· 200mL
A｜しょうゆ ···················· 小さじ1/2
　｜塩 ······· ミニスプーン1と1/3（1.3g）
　｜こしょう ···························· 少量

作り方

1 玉ねぎは薄切り、しめじは小房に分ける。じゃが芋は皮をむいて1cm厚さのいちょう切りにする。

2 なべにトマトジュース、水100mL、1を入れて中火にかけ、煮立ったら豚肉を加えて5分ほど煮る。Aで調味し、器に盛る。

 副菜　加熱することでキャベツがガッツリ食べられる

キャベツのスパイスコールスロー

材料（2人分）

キャベツ ··············· 2〜3枚（200g）
A｜オリーブ油 ······················ 小さじ1
　｜塩 ······ ミニスプーン2/3（0.7g）
　｜カレー粉 ···················· 小さじ1/4
　｜こしょう ························ 少量
　｜酢 ······························· 小さじ2
　｜砂糖 ·························· 小さじ1/2
　｜マスタード ················ 小さじ1/2

作り方

1 キャベツは細切りにして耐熱ボウルに入れ、ラップをかけて電子レンジ（600W）で2分加熱して蒸し、あら熱をとる。

2 Aを加えて全体に混ぜる。

主食　バターの香りとコクでごはんがランクアップ

バターライス

材料（2人分）

ごはん ·································· 300g
バター（食塩不使用） ··············· 10g
パセリ ···································· 5g

作り方

温かいごはんにバターを加えて混ぜ、器に盛ってパセリを散らす。

> メモ
>
> ときにはごはんに変化をつけたいもの。食塩不使用のバターなら塩分を気にせずコクとうまみだけをプラスできます。パセリの香りもアクセント。

副菜を変えてみる！

豚肉のトマトジュース煮 274kcal（塩分0.9g）
バターライス 271kcal（塩分0g）

➕ 例1

まいたけのグリル

68kcal（塩分0.3g）➡p.147

➕ 例2

ズッキーニとくるみのサラダ

78kcal（塩分0.2g）➡p.64

合計 613kcal（塩分1.2g）　合計 623kcal（塩分1.1g）

1食分 593kcal | 塩分 **2.7**g

豆腐のマカロニグラタン献立

小麦粉とバターで作るとヘビーなホワイトソースを
豆腐を加えてぐんと健康的にまとめたグラタン献立です。
にんじんグリルはグラタンと同時に焼けるから効率的。
パンを添えてもこのカロリーと塩分です。

副菜 **にんじんのグリル焼き**
38kcal / 塩分0.4g

主菜 **豆腐のマカロニグラタン**
438kcal / 塩分2.0g

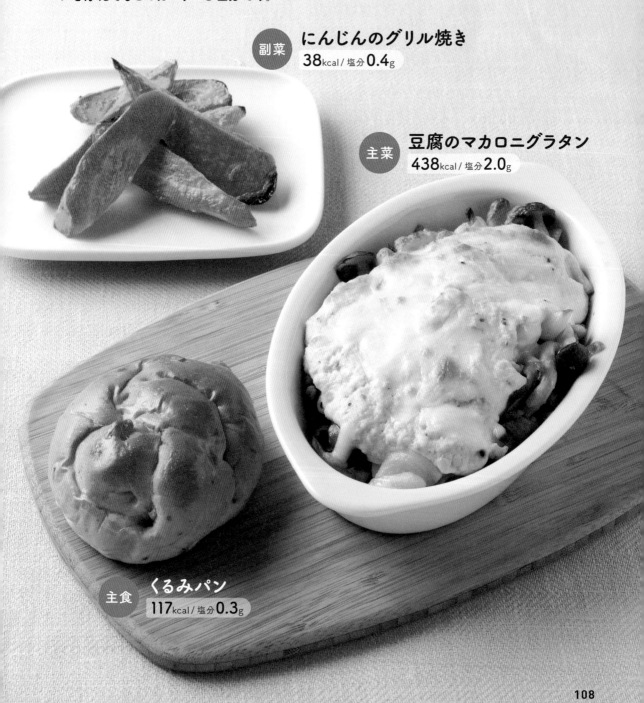

主食 **くるみパン**
117kcal / 塩分0.3g

主菜 ひき肉もマカロニもいつもの量で満足

豆腐のマカロニグラタン

材料（2人分）

鶏むねひき肉	100g
絹ごし豆腐	2/3丁(200g)
マカロニ	120g
長ねぎ	1/2本(50g)
しめじ類	1パック(100g)
ほうれん草	5〜6株(100g)
ピザ用チーズ	30g
A 顆粒コンソメ	小さじ1
みそ	小さじ1
塩	ミニスプーン1(1g)
こしょう	少量
オリーブ油	小さじ2

作り方

1 豆腐はボウルに入れてなめらかにつぶし、Aを加えてよく混ぜ、豆腐ホワイトソースを作る。長ねぎは縦半分に切ってから斜め薄切りにし、しめじは小房に分ける。ほうれん草はさっとゆでて3cm長さに切る。マカロニは製品の表示どおりゆでる。

2 フライパンに油を熱し、マカロニ、ひき肉、長ねぎ、しめじをいためる。

3 ほうれん草、2、豆腐ホワイトソースを混ぜて耐熱皿にのせ、チーズをふって230℃に熱したオーブンで10分焼く。

この献立に合う
おすすめの
朝食と昼食

朝
台湾風豆乳スープ
献立
514kcal（塩分**1.5**g）
→ p.26

昼
トマトとメカジキの
スパイスいため
ライス献立
485kcal（塩分**1.5**g）
→ p.74

合計 **1592**kcal
（塩分**5.7**g）

副菜 簡単でなんにでも合う覚えておきたい一品

にんじんのグリル焼き

材料（2人分）

にんじん	1本(135g)
オリーブ油	小さじ1
塩	ミニスプーン2/3(0.7g)

作り方

にんじんは縦に長い乱切りにし、油をからめて塩をふる。天板にオーブンシートを敷いてのせ、230℃に熱したオーブンで10分焼く（グラタンといっしょに焼くといい）。

主食 くるみパン

材料（2人分）

くるみパン	2個(80g)

豆腐ホワイトソースの活用

ここで紹介した豆腐ホワイトソースは、具材は変えなくてもアレンジ自在なのが魅力。マカロニをごはんに変えてドリアにしたり、同じ具材を春巻きの皮に包んで焼いてもおいしい。パスタにからめたり、蒸し野菜にかけてこんがり焼いてもOK。

副菜を変えてみる！

豆腐のマカロニグラタン 438kcal（塩分**2.0**g）
くるみパン 117kcal（塩分**0.3**g）

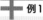 例1
にんにく塩ゆで
ブロッコリー
30kcal（塩分**0.2**g）→p.24

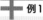 例2
グリーンサラダ
ジンジャードレッシング
32kcal（塩分**0.5**g）→p.66

合計 **585**kcal（塩分**2.5**g）

合計 **587**kcal（塩分**2.8**g）

1食分 **520**kcal | 塩分 **2.4**g

アクアパッツァ献立

魚介のうまみのとけ出したおいしいスープまで
余すことなく食べたい海のごちそうです。
この献立なら一滴残らず食べ尽くしても
塩分もカロリーも合格です。

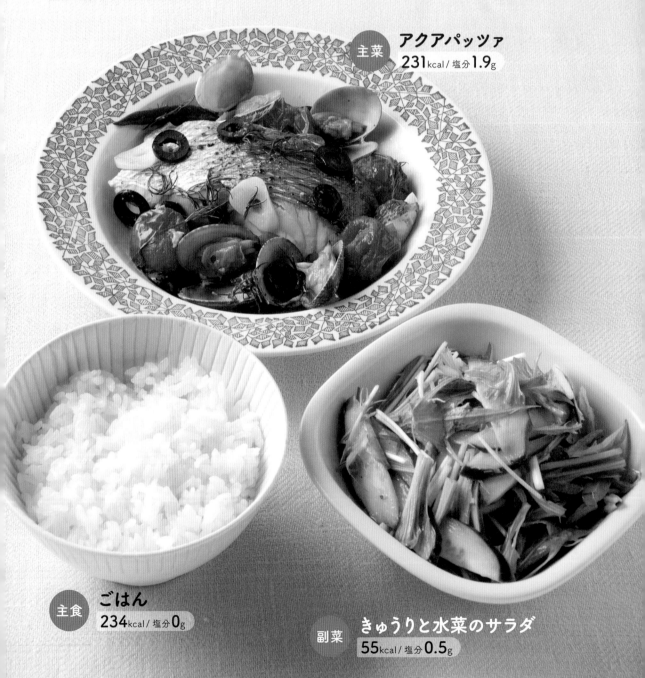

主菜 **アクアパッツァ**
231kcal / 塩分**1.9**g

主食 **ごはん**
234kcal / 塩分**0**g

副菜 **きゅうりと水菜のサラダ**
55kcal / 塩分**0.5**g

主菜 タイは低カロリーでうまみたっぷり。
アクアパッツァ

材料（2人分）

タイ	2切れ(160g)
アサリ(殻つき)	(100g)
ミニトマト	10個(100g)
にんにく	1かけ
ディル	2本
赤とうがらし	1本
A ブラックオリーブ(輪切り)	30g
白ワイン	大さじ4
オリーブ油	小さじ2
塩	ミニスプーン1(1g)
こしょう	少量

作り方

1 にんにくは薄切りにする。ディルはちぎる。とうがらしは種をとる。

2 フライパンにタイ、アサリ、ミニトマト、1、Aを入れ、ふたをして中火にかけ、10分ほど蒸し焼きにする。

この献立に合う
おすすめの
朝食と昼食

朝

小松菜とベーコンの
卵いため献立
537kcal（塩分**1.5**g）
➡ p.42

昼

ドライカレー献立
563kcal（塩分**1.5**g）
➡ p.68

合計 **1620**kcal
（塩分**5.4**g）

副菜 おなじみ水菜のサラダの食感を複雑に
きゅうりと水菜のサラダ

材料（2人分）

きゅうり	1本(100g)
水菜	100g
A オリーブ油	小さじ2
塩	ミニスプーン1(1g)
こしょう	少量
レモン汁	小さじ2

作り方

1 きゅうりは縦半分に切って斜め薄切りにし、水菜は3cm長さに切る。

2 ボウルに1を入れ、Aであえる。

主食 # ごはん

材料（2人分）

ごはん	300g

★ アクアパッツァの汁にごはんを加えて食べるとおいしい。

魚の塩分のこと

海に住んでいる魚は、身そのものに塩分を含んでいる。100gの生の切り身で、タイなら0.1g、スケトウダラなら0.3gの塩分量。干物などは干すさいに塩水をくぐらせるので、塩分の量はグンとアップ。アジの干物なら小1枚(65g)で塩分は1.1g。塩ザケ1切れ100gではなんと1.8gにもおよぶ。刺し身につけるしょうゆの量だけでなく、見えない塩分にも気をつけたいのが魚介類。

副菜を変えてみる!

アクアパッツァ **231**kcal（塩分**1.9**g）
ごはん **234**kcal（塩分**0**g）

例1

パプリカサラダ

33kcal（塩分**0.3**g）➡p.104

合計 **498**kcal（塩分**2.2**g）

例2

ほうれん草とツナのあえ物

42kcal（塩分**0.5**g）➡p.116

合計 **507**kcal（塩分**2.4**g）

1食分 **554**kcal | 塩分 **1.2**g

鶏レバーのカレー粉焼き献立

食事の管理でいちばん気をつけたいのが栄養素の不足。
ミネラルが足りないとさまざまな不調が起こりがちです。
低カロリーなのに鉄分豊富なレバーが主役の
食べやすい洋風献立を紹介します。

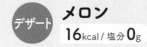

デザート **メロン**
16kcal / 塩分 0g

副菜 **キドニービーンズと
ズッキーニのアーリオオーリオ**
111kcal / 塩分 0.5g

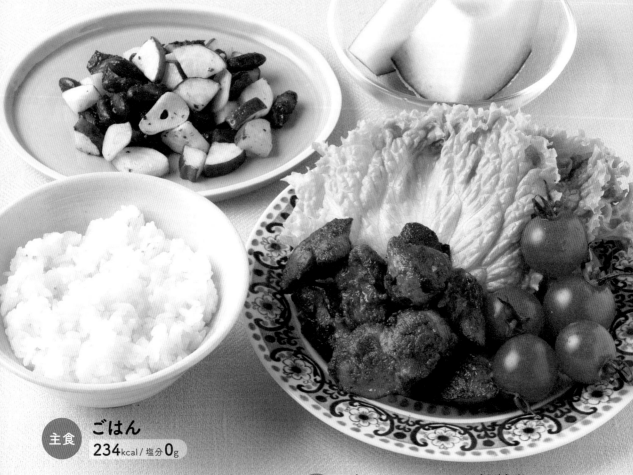

主食 **ごはん**
234kcal / 塩分 0g

主菜 **鶏レバーのカレー粉焼き**
193kcal / 塩分 0.7g

主菜 クセを消すポイントは牛乳につけるだけ！

鶏レバーのカレー粉焼き

材料（2人分）

鶏レバー	200g
牛乳	大さじ3
塩	ミニスプーン1(1g)
カレー粉	小さじ1/4
こしょう	少量
小麦粉	大さじ1
オリーブ油	大さじ1
リーフレタス	100g
ミニトマト	10個(100g)

作り方

1 レバーは脂肪をとり除き、ひと口大に切る。牛乳に10分ほど浸して臭みを抜き、よく洗ってから水けをしっかりときる。

2 塩、カレー粉、こしょうをふり、小麦粉をまぶす。フライパンにオリーブ油を熱し両面をこんがりと焼いて器に盛り、リーフレタスとミニトマトを添える。

副菜 いんげん豆の缶詰めは親しみやすい味

キドニービーンズとズッキーニのアーリオオーリオ

材料（2人分）

キドニービーンズ水煮缶詰め	100g
ズッキーニ	1本(100g)
オリーブ油	小さじ2
にんにく	1かけ
塩	ミニスプーン1(1g)
こしょう	少量

作り方

1 ズッキーニは1cm厚さのいちょう切りにする。にんにくは薄切りにする。

2 フライパンにオリーブ油とにんにくを入れて熱し、ズッキーニ、キドニービーンズをさっといため、塩、こしょうをふって仕上げる。

主食 ごはん

材料（2人分）

ごはん	300g

デザート メロン

材料（2人分）

メロン	80g

豆の水煮をストックしておく

買い物に行かれないときにも便利な缶詰め。トマトやコーン、魚缶がなじみ深いけれど、豆の缶詰めもおすすめ。豆類はたんぱく質と炭水化物のバランスがよく、ボリュームアップに役立つ。乾物の豆をもどしてゆでて使うのはたいへんだけれど、缶詰めなら手軽。いんげん豆、ひよこ豆、あずき、大豆の水煮などが大小さまざまなサイズで市販されているので活用したい。使い残しは冷凍してもOK。

この献立に合う
おすすめの
朝食と昼食

朝

ツナとねぎの
いり豆腐献立
526kcal（塩分**1.6**g）
→ p.34

昼

鶏だし茶漬け献立
513kcal（塩分**2.2**g）
→ p.56

合計 **1593**kcal
（塩分**5.0**g）

副菜を変えてみる！

鶏レバーのカレー粉焼き **193**kcal（塩分**0.7**g）
ごはん **234**kcal（塩分**0**g）
メロン **16**kcal（塩分**0**g）

例1

エビとミニトマトの
エスニックスープ
81kcal（塩分**1.2**g）→p.149

合計 **524**kcal（塩分**1.9**g）

例2

切り干し大根のソムタム風
88kcal（塩分**0.8**g）→p.72

合計 **531**kcal（塩分**1.5**g）

1食分 **549**kcal | 塩分 **2.0**g

鶏肉とトマトの
モッツァレラチーズ焼き献立

エネルギーを管理しつつおいしく食べるための救世主が、
うまみを補うトマト＆モッツァレラチーズです。
玉ねぎの甘みや香りが最大に引き出せるスープと組み合わせて
鶏むね肉が手軽なごちそう献立に。

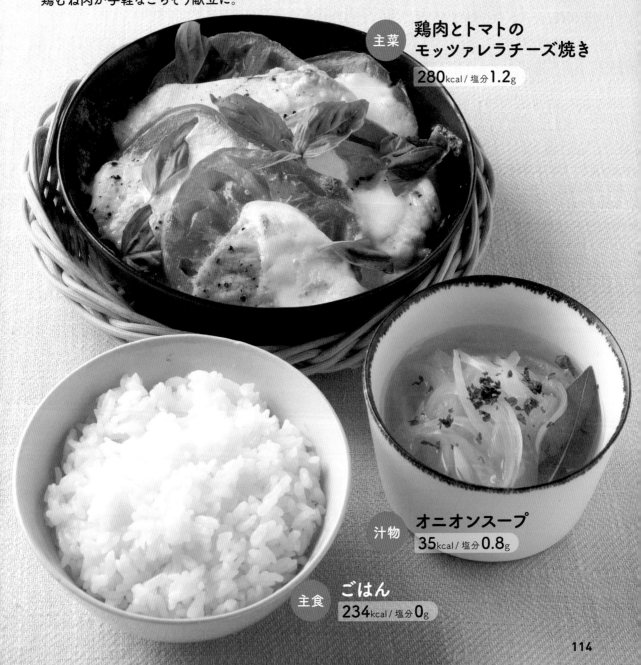

主菜 **鶏肉とトマトの
モッツァレラチーズ焼き**
280kcal / 塩分**1.2**g

汁物 **オニオンスープ**
35kcal / 塩分**0.8**g

主食 **ごはん**
234kcal / 塩分**0**g

主菜 塩分の少ないモッツァレラで深い味わいに

鶏肉とトマトのモッツァレラチーズ焼き

材料（2人分）

トマト	2個（400g）
鶏むね肉（皮なし）	200g
モッツァレラチーズ	100g
塩	ミニスプーン2（2g）
バジル	6枚
こしょう	少量

作り方

1 鶏肉はそぎ切りにし、トマトは横輪切りにする。

2 耐熱皿にのせ、塩、こしょうをふる。モッツァレラチーズをちぎって散らし、230℃に熱したオーブンで10分ほど焼く。バジルを散らして仕上げる。

汁物 玉ねぎがあればすぐできるシンプルスープ

オニオンスープ

材料（2人分）

玉ねぎ	1個（200g）
顆粒コンソメ	小さじ1/2
ローリエ	1枚
塩	ミニスプーン1（1g）
こしょう	少量
パセリ（みじん切り）	2g

作り方

1 玉ねぎは薄切りにする。

2 なべに水300mLとコンソメ、ローリエを入れて煮立て、玉ねぎを加えてふたをし、弱火で10分ほど煮る。塩、こしょうで調味し、器に盛ってパセリを散らす。

主食 ごはん

材料（2人分）

ごはん	300g

この献立に合う
おすすめの
朝食と昼食

朝

サケのレモン
塩麹焼き献立
559kcal（塩分**1.5**g）
➡ p.30

昼

レバにらいため
献立
466kcal（塩分**2.1**g）
➡ p.76

合計 1574kcal
（塩分**5.6**g）

玉ねぎすごい！

どこの家庭でも玉ねぎの買いおきがあるのでは？ さまざまな健康効果があると注目されていて、なかでも硫化アリルという揮発成分には殺菌作用やビタミン吸収をよくする働きが期待される。生で食べると辛いと感じる刺激成分は加熱すると甘みにかわり、スープや煮込みをおいしくする。ちなみに生で食べるオニオンスライスは水にさらしすぎないのが栄養素キープのポイント。常温でストックを。

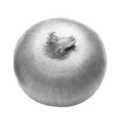

副菜を変えてみる！

鶏肉とトマトのモッツァレラチーズ焼き280kcal（塩分**1.2**g）
ごはん 234kcal（塩分**0**g）

＋ 例1	＋ 例2
きのこの ガーリック白ワイン蒸し **84**kcal（塩分**0.7**g）➡p.149	まいたけのグリル **68**kcal（塩分**0.3**g）➡p.147
合計 **598**kcal（塩分**1.9**g）	合計 **582**kcal（塩分**1.5**g）

1食分 **564**kcal ｜ 塩分 **1.3**g

かぼちゃと豚肉の
チーズ焼き献立

緑黄色野菜の代表かぼちゃを使ったホクホクのボリュームおかず。
豚肉とチーズで食べごたえもバッチリだから、
あとは簡単副菜ですぐに夕食が食べられます。

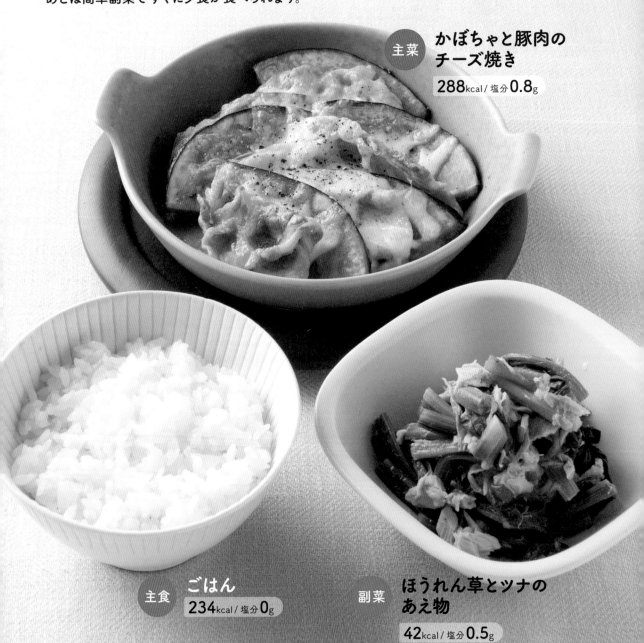

主菜 **かぼちゃと豚肉の チーズ焼き**
288kcal / 塩分 **0.8**g

主食 **ごはん**
234kcal / 塩分 **0**g

副菜 **ほうれん草とツナの あえ物**
42kcal / 塩分 **0.5**g

主菜 重ねて焼くからおいしさの相乗効果に
かぼちゃと豚肉のチーズ焼き

材料（2人分）

豚ロース薄切り肉	160g
かぼちゃ	150g
塩	ミニスプーン1（1g）
こしょう	少量
ピザ用チーズ	20g

作り方

1 豚肉は食べやすく切って塩、こしょうをふる。かぼちゃは薄切りにする。

2 グラタン皿にかぼちゃと豚肉を交互になるように重ねる。

3 ラップをかけて電子レンジ（600W）で3分加熱し、ラップをはずしてチーズをのせ、オーブントースターでこんがりと焼き色がつくまで5分ほど焼く。

副菜 青菜のお浸しがツナで一気に存在感アップ
ほうれん草とツナのあえ物

この献立に合う
おすすめの
朝食と昼食

朝

ささ身とにんじんの
レモン蒸し献立
449kcal（塩分**1.9**g）
➡ p.20

昼

豆乳担々めん献立
582kcal（塩分**2.4**g）
➡ p.50

合計 **1595**kcal
（塩分**5.6**g）

材料（2人分）

	ほうれん草	小1束（200g）
	塩（ゆで湯用）	小さじ2
	ツナ水煮缶詰め	70g
A	塩 ミニスプーン1/2（0.5g）	
	こしょう	少量
	酢	小さじ1

作り方

1 ほうれん草は1Lの湯に塩を加えてゆでて、水けを絞って食べやすい長さに切る。ツナは汁けをきる。

2 ボウルに1を入れ、Aであえる。

メモ

減塩したいからと青菜を湯だけでゆでるとかえってもの足りない印象に。塩の吸収量はそれほどではないので、塩ゆでしてしっかり絞るほうがずっとおいしく食べられます。

主食 # ごはん

材料（2人分）

ごはん	150g

ビタミンACEを知ってますか？

緑黄色野菜に多く含まれるβ-カロテンは体内で変換されてビタミンAになる。皮膚や粘膜を守り、抵抗力を上げる働きが注目される。ビタミンCはコラーゲンの生成を助け、抗酸化効果もあるので、美容にいいといわれる。ビタミンEは強い抗酸化効果から老化防止ビタミンの別名も。この3つのビタミンを合わせ「ビタミンACE（エース）」と呼ぶこともある。体内では作ることができないので、日々の食事からとることが大切。

副菜を変えてみる！

かぼちゃと豚肉のチーズ焼き **288**kcal（塩分**0.8**g）
ごはん **234**kcal（塩分**0**g）

例1

エリンギバター焼き
86kcal（塩分**0.2**g）➡p.118

合計 **608**kcal（塩分**1.0**g）

例2

ごぼうとベーコンのスープ
53kcal（塩分**0.6**g）➡p.151

合計 **575**kcal（塩分**1.4**g）

1食分 554kcal ｜ 塩分 2.4g

ボルシチ風煮込み献立

東欧やロシアの伝統料理ボルシチは体が温まるごちそう。
牛肉を使ってうまみを引き出せば、根菜やキャベツが
たくさん食べられるヘルシーな一皿に。
添えるのは低カロリーで歯ごたえが楽しいエリンギ。

主食 ロールパン
185kcal / 塩分 0.7g

副菜 エリンギバター焼き
86kcal / 塩分 0.2g

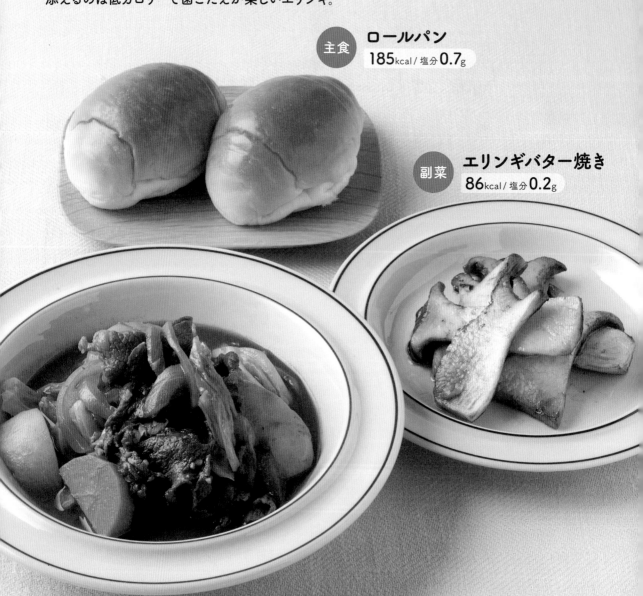

主菜 ボルシチ風煮込み
283kcal / 塩分 1.5g

主菜 これだけで1人約200g野菜がとれる

ボルシチ風煮込み

材料（2人分）

牛もも薄切り肉	120g
玉ねぎ	1/2個（100g）
かぶ	1個（100g）
キャベツ	2枚（100g）
にんじん	1/2本（70g）
にんにく（みじん切り）	1かけ
オリーブ油	小さじ4
A 赤ワイン	1/2カップ
トマトジュース（食塩無添加）	1/2カップ
顆粒コンソメ	小さじ1/2
トマトケチャップ	大さじ2
塩	ミニスプーン1（1g）
こしょう	少量

作り方

1 牛肉は食べやすく切る。玉ねぎは薄切りにし、かぶは葉を切り離して根は縦8等分に切る。キャベツはざくざくと切り、にんじんは1cm厚さの半月切りにする。

2 なべにオリーブ油とにんにくを熱して**1**をいため、**A**を加えて調味し、ふたをして弱火で10分ほど煮込む。

この献立に合う
おすすめの
朝食と昼食

朝

サケ缶とじゃが芋、豆苗のごま風味いため献立
514kcal（塩分**1.6**g）
➡ p.38

昼

鶏ごぼう焼きめし献立
496kcal（塩分**2.5**g）
➡ p.62

合計 **1564**kcal
（塩分**6.5**g）

副菜 食物繊維が豊富でクセがなく人気急上昇のきのこで

エリンギバター焼き

材料（2人分）

エリンギ	2本（100g）
バター	20g
こしょう	少量

作り方

1 エリンギは縦薄切りにして耐熱皿にのせ、バターを散らしてオーブントースターで焼く。

2 仕上げにこしょうをふる。

メモ

エリンギはたいてい2本1パック。大小組み合わせて、約100gで売られています。エネルギーを気にする食材ではないので、少々大きくても小さくてもOK。

主食 # ロールパン

材料（2人分）

ロールパン	4個

野菜ジュースで充分？

トマトジュースや野菜ジュースは野菜の代わりになる？ という疑問。答えはどちらともいえない。一般的にはトマトや野菜は裏ごしして皮や筋をとり除き、加熱殺菌もしている。とり除かれたカスの部分は大切な食物繊維。しかも加熱によって失われるビタミンも多い。不足を補うサポートにはなるけれど、トマトジュースを飲んでいればだいじょうぶと思うのはまちがい。

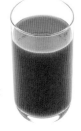

副菜を変えてみる！

ボルシチ風煮込み **283**kcal（塩分**1.5**g）
ロールパン **185**kcal（塩分**0.7**g）

＋ 例1

れんこんのバルサミコ酢いため
104kcal（塩分**0.4**g）➡ p.147

合計 **572**kcal（塩分**2.6**g）

＋ 例2

ひよこ豆と野菜のマリネ
125kcal（塩分**0.5**g）➡ p.148

合計 **593**kcal（塩分**2.7**g）

1食分 **581** kcal | 塩分 **2.1** g

マグロステーキ献立

表面は香ばしく、中はレアの焼き上がりは、刺し身用のマグロだからこそ。
カレーとしょうゆでスパイシーな和風味で野菜にもごはんにもぴったりです。
きのこと豆乳のこっくりとしたスープで変化のある献立です。

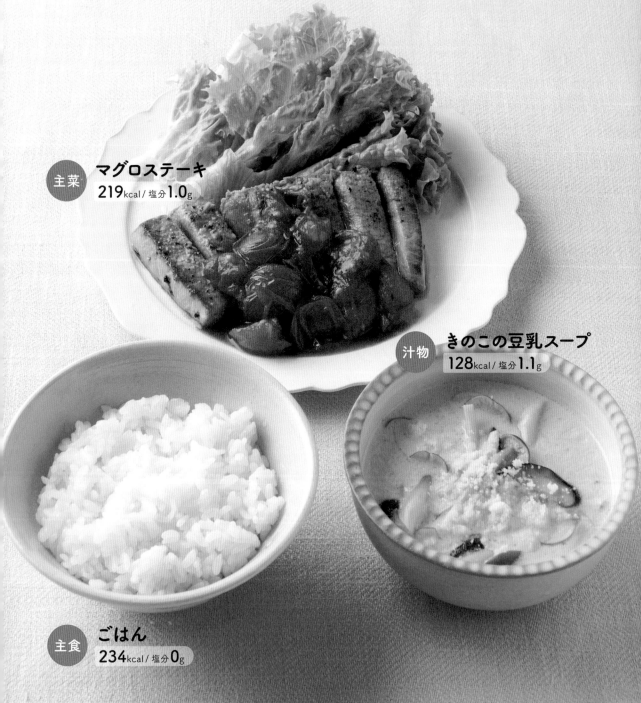

主菜 マグロステーキ
219kcal / 塩分1.0g

汁物 きのこの豆乳スープ
128kcal / 塩分1.1g

主食 ごはん
234kcal / 塩分0g

主菜 焼きたてのマグロは葉っぱで包んでも美味

マグロステーキ

材料（2人分）

マグロ（赤身・さく）	200g
にんにく	1かけ
塩	ミニスプーン1（1g）
こしょう	少量
オリーブ油	小さじ4
ミニトマト	10個
A ┌ カレー粉	ひとつまみ
│ しょうゆ	小さじ1
└ みりん	小さじ1
グリーンカール	4枚（50g）

作り方

1 マグロに塩、こしょうをふる。にんにくはつぶす。

2 フライパンに油とにんにくを入れて熱し、マグロの両面をこんがりと焼き、食べやすく切て器に盛る。

3 残りの油でミニトマトをいため、Aで調味してソースを作り、2にかける。グリーンカールを添える。

汁物 2種のきのこがバターと豆乳でコクうまに

きのこの豆乳スープ

材料（2人分）

しめじ類	1パック（100g）
しいたけ	4枚（60g）
にんにく	1/2かけ
バター	10g
豆乳（無調整）	300mL
塩	ミニスプーン2（2g）
こしょう	少量
粉チーズ	小さじ1

作り方

1 しめじは小房に分け、しいたけ、にんにくは薄切りにする。

2 フライパンにバターをとかして1をいため、豆乳を加えて温める。

3 塩、こしょうで味をととのえて器に盛り、粉チーズをふる。

主食

ごはん

材料（2人分）

ごはん	300g

この献立に合う
おすすめの
朝食と昼食

朝

アボカドエッグ
トースト献立
453kcal（塩分**1.4**g）
➡ p.24

昼

豚丼献立
560kcal（塩分**2.3**g）
➡ p.52

合計 **1594**kcal
（塩分**5.8**g）

有塩バターをうまく活用

バターは高カロリー、塩分も心配という人に知ってほしいのがバターの効果。コクがあるので、淡泊な肉や魚をおいしくしてくれる働きも見逃せない。減塩＝食塩不使用と考える必要もなく、バターに含まれる塩分をほかの調味料からマイナスできれば問題なし。一般的に使うひとかけ10gのエネルギーはサラダ油小さじ2程度。

○ バター ひとかけ（10g）
エネルギー＝70kcal
塩分＝0.2g

副菜を変えてみる！

マグロステーキ **219**kcal（塩分**1.0**g）
ごはん **234**kcal（塩分**0**g）

＋ 例1

オクラとコーンのスープ
81kcal（塩分**0.6**g）➡p.151

合計 **534**kcal（塩分**1.6**g）

＋ 例2

かぼちゃと
カッテージチーズのサラダ
134kcal（塩分**0.4**g）➡p.146

合計 **587**kcal（塩分**1.4**g）

こってりイメージの酢豚はじつは野菜が豊富

黒酢酢豚

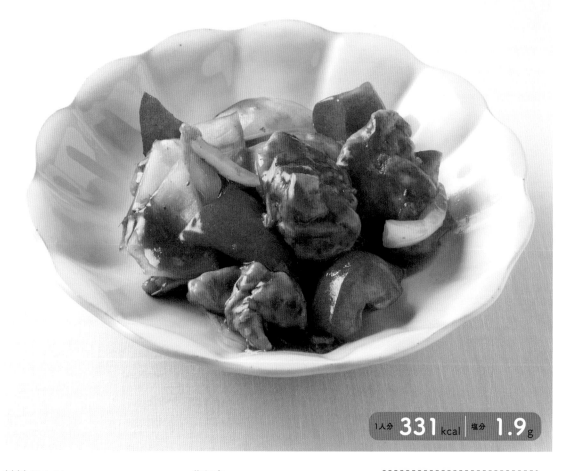

1人分 **331** kcal ｜ 塩分 **1.9** g

材料（2人分）

豚もも薄切り肉	200g
玉ねぎ	1/2個（100g）
パプリカ	1/2個（90g）
しょうが	1/2かけ

A		
	酒	小さじ1
	かたくり粉	小さじ2
	こしょう	少量
	塩	ミニスプーン1（1g）

サラダ油	大さじ1

B		
	黒酢	大さじ2
	しょうゆ	大さじ1
	砂糖	大さじ1と1/2
	水	大さじ2

かたくり粉	小さじ1
ごま油	小さじ1

作り方

1 豚肉は1枚ずつをだんご状に丸めてAをからめ、玉ねぎ、パプリカは乱切り、しょうがはせん切りにする。

2 フライパンにサラダ油を熱し、豚肉を入れて全体を焼き、しょうが、玉ねぎ、パプリカを加えていためる。

3 Bを加えて混ぜ、煮立ったら倍量の水でといたかたくり粉を加えてとろみをつけ、ごま油を加えていため合わせる。

中華料理で野菜たっぷり

油っぽくて高カロリーなイメージが強い中華料理だけれど、油の量をきちんと計れば野菜がたっぷり食べられるヘルシーな料理でもある。エビチリ丼（p.70）、冷やし中華あえそば（p.80）、焼きギョーザ（p.98）、青椒肉絲（p.125）、中華丼（p.134）といった定番料理のヘルシーレシピもたくさん紹介しているので、食事に気をつけていても、大好きな中華料理をあきらめなくてもだいじょうぶ。

肉のおいしさが楽しめるごちそう
牛肉とねぎのすき煮

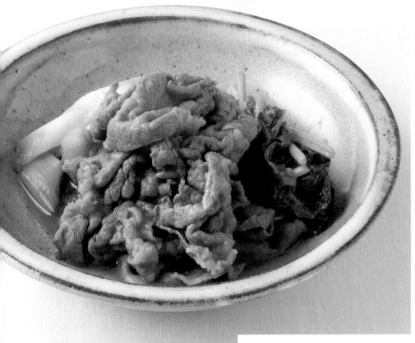

| 1人分 **341** kcal | 塩分 **1.9** g |

材料（2人分）

牛切り落とし肉	200g
長ねぎ	1本（100g）
サラダ油	小さじ1
ほうれん草	5～6株（100g）
A 酒	大さじ1
砂糖	大さじ1
しょうゆ	小さじ4
水	1/2カップ

作り方

1 ねぎは1.5cm厚さの斜め切りにし、ほうれん草は4cm長さに切る。

2 フライパンに油を熱してねぎを焼きつけ、香りが立ったら牛肉を入れ、さっといためる。

3 Aを加えて煮立て、4～5分煮たところにほうれん草を加えてひと煮する。

焼き色がつくまで動かさないのがカリカリのコツ
鶏肉のカリカリ焼き

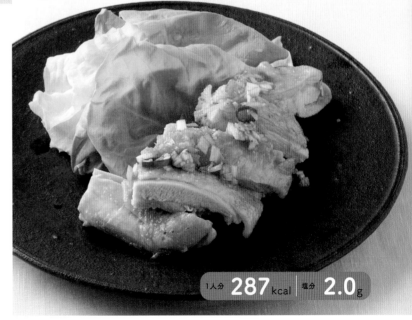

| 1人分 **287** kcal | 塩分 **2.0** g |

材料（2人分）

鶏もも肉	1枚（250g）
しょうが	薄切り2枚
長ねぎ	3cm（8g）
赤とうがらし	1/2本
塩	ミニスプーン1（1g）
こしょう	少量
オリーブ油	小さじ1
A しょうゆ	大さじ1
酢・ごま油	各小さじ1
砂糖	小さじ1/4
粉ざんしょう	少量
サラダ菜	4枚（32g）

作り方

1 鶏肉は厚みが均一なるように切り込みを入れて広げ、塩、こしょうをふる。しょうが、ねぎはみじん切りに、とうがらしは輪切りにする。

2 Aとしょうが、ねぎ、とうがらしを合わせてよく混ぜる。

3 フライパンに油を熱して鶏肉の皮を下にして入れ、弱めの中火できつね色に焼き、裏返して同様に焼いて火を通す。

4 3をそぎ切りにして器に盛り、サラダ菜を添え、2をかける。

山盛りのキャベツが食べられて健康的

ヒレカツ

材料（2人分）

豚ヒレ肉 ······················ 200g
塩 ················ ミニスプーン1（1g）
こしょう ······················· 少量
小麦粉 ················· 小さじ2（6g）
とき卵 ······················· 20g
ドライパン粉（細め）············· 30g
揚げ油 ······················· 適量
キャベツ ················· 2枚（120g）
トマト ················· 小1/2個（80g）
中濃ソース ················· 小さじ4

作り方

1 豚肉は1cm強の厚さに切り、塩、こしょうをふって薄く小麦粉をつけ、卵をくぐらせてパン粉をつける。

2 キャベツはせん切り、トマトはくし形に切る。

3 フライパンに1.5cm深さの揚げ油入れ、170℃に熱して弱めの中火で1をきつね色になるまでカラリと揚げる。

4 器に盛り、2を添えてソースをかける。

パン粉選びがポイント

豚カツ、コロッケなど、パン粉の衣をつけた揚げ物はカリカリで香ばしいのが魅力。カツやフライは小麦粉、卵、パン粉と重ねるため、衣が厚くなり、表面積も広いので、油を抱え込む量も多くなりがち。あらいパン粉と細かいパン粉を比べると、細かいほうが油の吸収量は控えられる。エネルギーを控えたいなら、こちらを選んで。

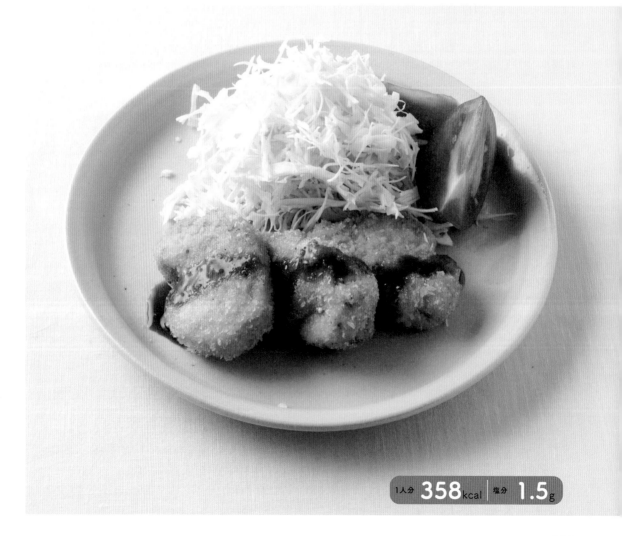

1人分 358kcal｜塩分 1.5g

124

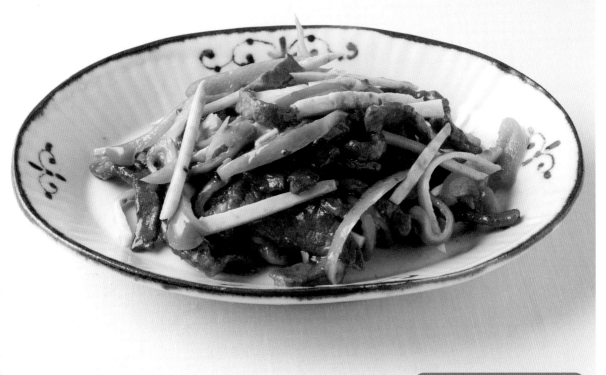

1人分	293kcal	塩分	1.8g

細切りのピーマンとたけのこでボリューム感

チンジャオロースー

青椒肉絲

材料（2人分）

牛もも肉（焼き肉用）················· 200g
たけのこ（水煮）······················· 80g
ピーマン ························· 3個（80g）
にんにく（薄切り）···················· 2枚
A｜しょうゆ ······················· 小さじ1
　｜こしょう ··························· 少量
　｜かたくり粉 ··················· 小さじ2
ごま油 ······························· 小さじ1
塩 ············ ミニスプーン1/2（0.5g）
こしょう ······························· 少量
サラダ油 ··························· 小さじ2
B｜オイスターソース ········ 小さじ1
　｜しょうゆ ··········· 小さじ1と1/2
　｜砂糖 ····························小さじ1/4
　｜酒 ····························· 小さじ2

作り方

1 牛肉は細切りにし、よく混ぜたAをからめる。たけのこ、ピーマン、にんにくは細切りにする。

2 フライパンにごま油を熱し、たけのこ、ピーマンをいため、塩、こしょうをふってとり出す。サラダ油を足し、牛肉、にんにくをほぐすようにいため、Bを加えていため、たけのこ、ピーマンを戻していため合わせる。

いため物の肉にはかたくり粉

青椒肉絲の肉は細切りにしたあと、薄くかたくり粉をまぶしているのがポイント。こうすることで細く切っても肉のやわらかさが保たれ、少ない調味料がしっかりからまるため、満足感が得られる。このテクニックは野菜いためなどにも応用できるので覚えておくといい。

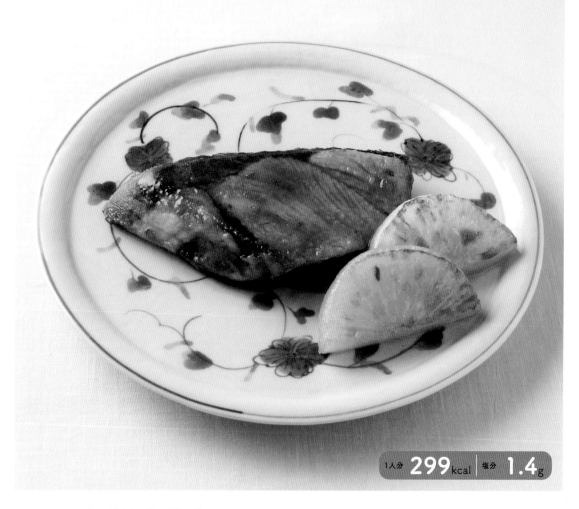

1人分 **299** kcal | 塩分 **1.4** g

ツヤツヤこんがりの焼き上がりが満足感に
ブリの照り焼き

材料（2人分）
ブリ ……………………… 2切れ(200g)
大根 ………………………………… 100g
小麦粉 …………………………… 少量(6g)
サラダ油 …………………………… 大さじ1/2
A｜しょうゆ・みりん
　｜ ………………………… 各大さじ1
　｜酒 ……………………………… 小さじ2

作り方
1 大根は半月切りにして耐熱皿に並べ、水大さじ2をふり、ラップをかけて電子レンジ(600W)で2分加熱し、水けをふく。ブリは小麦粉を薄くまぶす。

2 フライパンに油を熱してブリを並べ、弱めの中火で7分ほど焼き、裏返して同様に焼く。フライパンのあいているところで大根の両面も焼く。

3 Aを混ぜて加え、ブリと大根をからめる。

> ### 積極的に食べたい青背魚
> 青背魚とは、ブリ、カツオ、サバ、アジ、イワシ、サンマなど、文字どおり見た目が青い魚。EPAやDHAと呼ばれる脂質が多く含まれる。この成分には心臓や血管の健康を保つ働きが期待される。生活習慣病予防や老化防止に役立つとされ、積極的に食べたい食材。脂ののったものほど多く含まれるが、エネルギー量とのバランスも考えたい。

パスタ代わりになすを重ねて野菜たっぷりに

なすのラザニア風重ね焼き

材料（2人分）

なす	2個（140g）
トマト	2個（400g）
豚ひき肉	160g
モッツァレラチーズ	100g
塩	ミニスプーン2（2g）
こしょう	少量
ミックスドライハーブ	小さじ1/2

作り方

1 なすは縦薄切りにし、トマトは輪切りにする。

2 耐熱皿にトマト、なす、ひき肉の順に半量ずつ重ね、さらになす、ひき肉、トマトの順に重ねる。

3 チーズをちぎって散らし、塩、こしょう、ハーブをふって、230℃に熱したオーブンで20分ほど焼く。

メモ

耐熱皿を使ってオーブンで焼く調理法は油を引かずにすむのでヘルシーかつさっぱり仕上がります。

低塩低カロリーのモッツァレラ

チーズは牛乳を発酵させた食品なので良質なたんぱく質やカルシウムが豊富な食材。筋肉や血管、骨、皮膚など、体をつくる大切な栄養素。アミノ酸が豊富で強いうまみを感じさせるので、塩味控えめの食事をおいしくしてくれる効果も絶大。モッツァレラチーズはそのまま食べるともちもちとして弾力のある食感で食べごたえがある。加熱するとトロリと伸びて他の食材にからむのがまたおいしい。

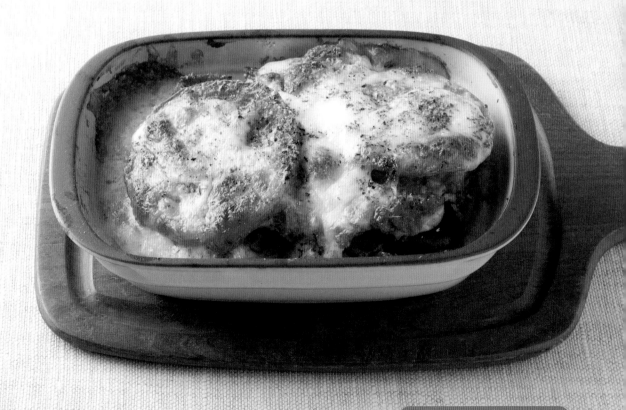

1人分 355kcal ｜ 塩分 1.2g

揚げ焼きのカツオをビネガーと野菜ですっきり

カツオのエスカベーシュ

材料（2人分）

カツオ（刺し身用さく）	200g
紫玉ねぎ	1/2個（80g）
セロリ	1/2本（40g）
セロリの葉	20g
にんにく（すりおろし）	1かけ分
塩	ミニスプーン1（1g）
こしょう	少量
小麦粉	小さじ2

A		
	白ワインビネガー	大さじ2
	レモン汁	大さじ2
	砂糖	小さじ4
	赤とうがらし輪切り	ひとつまみ
	塩	ミニスプーン1（1g）
	こしょう	少量
オリーブ油		適量

作り方

1 カツオに塩、こしょうをふり、にんにくをもみ込んで小麦粉をまぶす。

2 紫玉ねぎは薄切り、セロリは斜め薄切り、葉はあらめのみじん切りにし、Aと合わせてマリネ液を作る。

3 フライパンに1cm深さの油を熱して1を揚げ焼きにし、2のマリネ液に浸ける。

メモ
エスカベーシュはいろいろな魚で応用できます。サケやタラなどの白身魚も合いますが、塩で加工していない生の切り身が減塩向き。

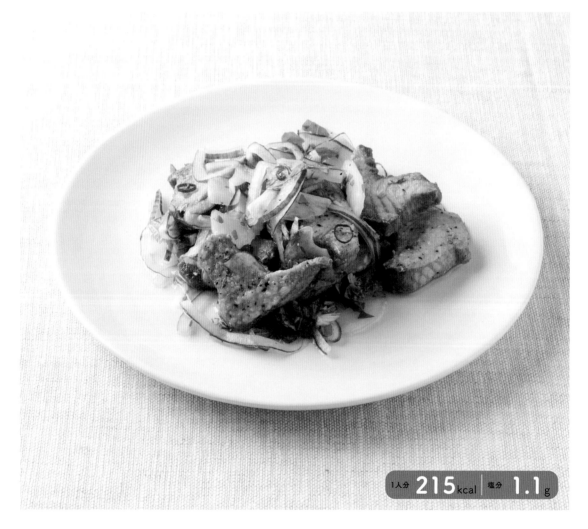

1人分 215kcal ｜ 塩分 1.1g

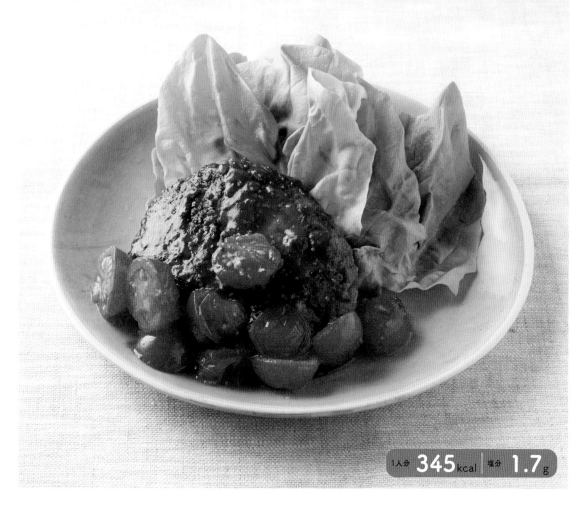

| 1人分 | 345 kcal | 塩分 | 1.7 g |

豆腐でエネルギーダウン&軽い食感に

豆腐のハンバーグ

材料（2人分）

もめん豆腐 ……… 1/3丁（100g）
合いびき肉 ……………………… 160g
玉ねぎ ……………… 1/5個（40g）
| サラダ油 ………………… 小さじ1
ミニトマト ………… 10個（100g）
パン粉 …………………… 大さじ6
サラダ油 ………………… 小さじ1
塩 ………………… ミニスプーン1（1g）
こしょう ………………………… 少量
A | トマトケチャップ ……… 小さじ4
　| ウスターソース ………… 小さじ2
　| 粒マスタード ……………… 小さじ1
サラダ菜 ………… 6〜7枚（750g）

作り方

1 豆腐はペーパータオルに包んで10分ほどおいて水けをきり、パン粉を加えてよく混ぜる。玉ねぎはみじん切りにする。

2 フライパンに油を熱して玉ねぎをいためる。

3 ボウルに1、2、ひき肉を入れて塩、こしょうをふり、よく練り混ぜる。2等分して丸め、空気を抜いて小判形にまとめる。

4 フライパンに残りの油を熱して3の両面をこんがりと焼いてとり出す。あいたフライパンに横半分に切ったミニトマトを入れて転がしながら焼きつけ、Aを加えていため合わせ、ソースを作る。

5 器に盛り、サラダ菜を添える。

メモ
ミニトマトはうまみが凝縮したような野菜だから塩分控えめでもおいしいソースに。肉や魚のソテーにも応用できる。

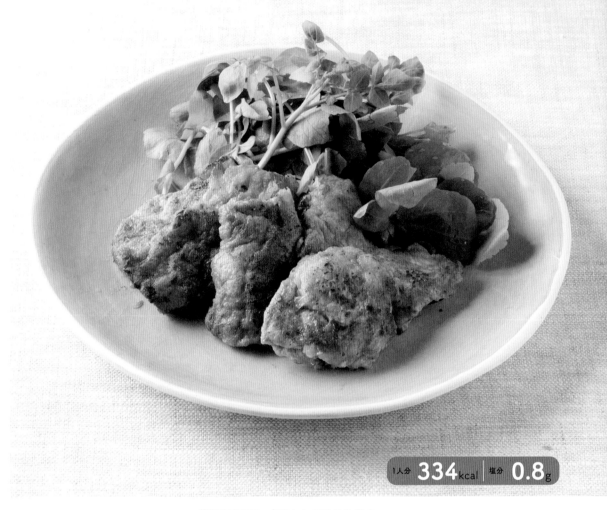

1人分 **334**kcal | 塩分 **0.8**g

薄切り肉を三つ折りにして厚みを出す

豚肉のピカタ

材料（2人分）

豚肩ロース薄切り肉
.... 200g（10枚）
塩 .... ミニスプーン1（1g）
こしょう .... 少量
小麦粉 小さじ2
卵 1個
粉チーズ 小さじ2
サラダ油 小さじ2
クレソン .... 10本（40g）

作り方

1 豚肉は1枚を三つ折りにして塩、こしょうをふり、小麦粉を薄くまぶす。

2 卵は割りほぐして粉チーズと合わせて衣を作り、豚肉をからめる。

3 フライパンにサラダ油を熱し、2を並べ入れて両面をこんがりと焼く。器に盛り、クレソンを添える。

メモ

薄切り肉を広げて、左右からパタパタと三つに折りたたんで厚みを出すのがポイント。厚切り肉より扱いやすく食べやすい。大きさを調整しやすいのでぜひお試しを。

すりおろしりんごに肉を漬け込み、最後にソースに
アップルポークジンジャー

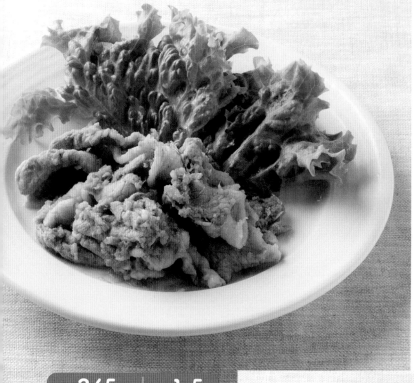

1人分 **245**kcal | 塩分 **1.5**g

材料（2人分）

豚もも薄切り肉	200g
塩	ミニスプーン1（1g）
こしょう	少量
A しょうが	1かけ
りんご	1/4弱（60g）
玉ねぎ	1/4個強（60g）
サラダ油	小さじ2
しょうゆ	小さじ2
グリーンカール	8枚（80g）

作り方

1 豚肉に塩、こしょうをふる。Aをすべてすりおろして合わせ、豚肉にからめて30分ほどおく。

2 豚肉のAをこそげ落とし、油を熱したフライパンで両面をこんがりと焼く。

3 こそげ落としたAを加えてさっといため、仕上げにしょうゆを加えて肉にからめる。器に盛り、グリーンカールを添える。

牛乳を主体にとろみはちょっぴりだから重くない
鶏肉のミルクシチュー

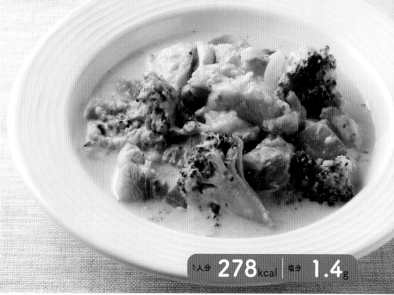

1人分 **278**kcal | 塩分 **1.4**g

材料（2人分）

鶏もも肉（皮なし）	200g
ブロッコリー	1/2個（80g）
にんじん	大1/3本（50g）
しめじ類	1/2パック（50g）
玉ねぎ	1/4個（50g）
塩	ミニスプーン1（1g）
こしょう	少量
小麦粉	大さじ2
牛乳	300mL
A 塩	ミニスプーン1（1g）
こしょう	少量

作り方

1 鶏肉はひと口大に切って塩、こしょうをふる。ブロッコリーは小房に分け、にんじんは5mm厚さのいちょう切りにし、しめじは小房に分け、玉ねぎは薄切りにする。

2 フライパンに1を入れ、水1/3カップを注いで火にかけ、ふたをして10分ほど煮込む。

3 火が通ったら小麦粉をふり入れて混ぜ、小麦粉がなじんだら牛乳を少しずつ加えてのばし、仕上げにAで味をととのえる。

材料（2人分）

冷凍ミックスベジタブルで野菜をしっかり

トマトチーズリゾット

豚こま切れ肉	120g
玉ねぎ	1/4個（50g）
ミックスベジタブル	100g
ごはん	300g
オリーブ油	小さじ2
トマトジュース（食塩無添加）	200mL
粉チーズ	大さじ2
塩	ミニスプーン2（2g）
こしょう	少量

作り方

1 玉ねぎは薄切りにする。

2 フライパンにオリーブ油を熱し、豚肉、玉ねぎをいため、ごはんを加えていため合わせ、トマトジュース、ミックスベジタブルを加えてさっと煮、粉チーズ、塩、こしょうをふる。

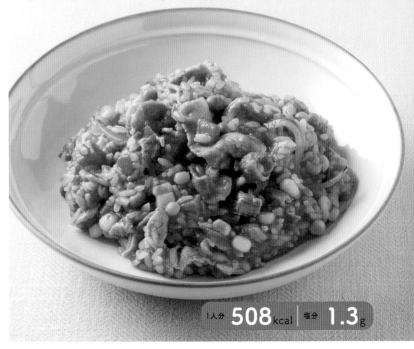

1人分 508kcal｜塩分 1.3g

豆腐を活用してホワイトソースがライトに

豆乳シーフードドリア

材料（2人分）

シーフードミックス	200g
ほうれん草	5〜6株（100g）
｜塩（ゆで湯用）	小さじ2
ピザ用チーズ	20g
バター	20g
小麦粉	大さじ2（18g）
豆乳（無調整）	200mL
塩	ミニスプーン1（1g）
こしょう	少量
ごはん	300g

作り方

1 ほうれん草は湯1Lに塩を入れて、さっとゆで、水にとって水けを絞り、3cm長さに切る。シーフードミックスは熱湯にくぐらせて解凍し、水けをきる。

2 フライパンにバターをとかし、小麦粉を加えていため、豆乳を少しずつ加えてのばす。塩、こしょうで調味し、1を加えて混ぜる。

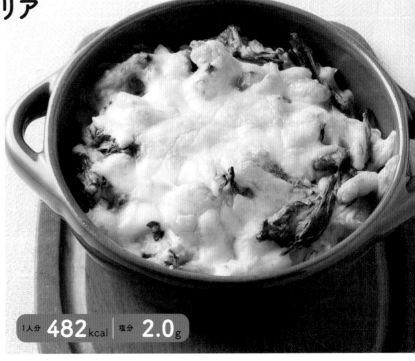

1人分 482kcal｜塩分 2.0g

3 耐熱容器にごはんを盛って2をのせ、チーズを散らし、オーブントースターでこんがりと焼き色がつくまで8分ほど焼く。

（メモ）

ほうれん草をしっかり塩ゆですることでもの足りなさが解消できる。

ごはんを混ぜた具ですごいボリューム

ライスロールキャベツ

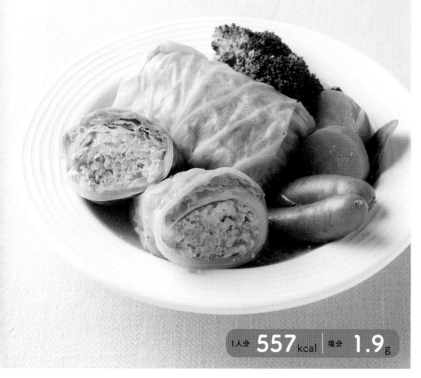

| 1人分 **557** kcal | 塩分 **1.9** g |

材料（2人分）

豚ひき肉	200g
玉ねぎ	1/2個（100g）
ブロッコリー	4房（80g）
キャベツ	大4枚（230g）
にんじん	大1/3本（60g）
ソーセージ	4本（80g）
ごはん	200g
塩	ミニスプーン2（2g）
こしょう	少量
ローリエ	1枚

作り方

1 玉ねぎはみじん切りにする。キャベツは熱湯でさっとゆでる。にんじんは2cm厚さの輪切り、ブロッコリーは小房に分ける。

2 ボウルに玉ねぎとごはん、ひき肉、塩、こしょうを加えて練り混ぜ、4等分してキャベツにのせ、きっちりと包む。

3 なべにソーセージ、にんじん、ブロッコリー、ローリエ、水500mLを入れ、10分ほど煮込む。

深みのあるハヤシソースはくり返し食べたい

ハヤシライス

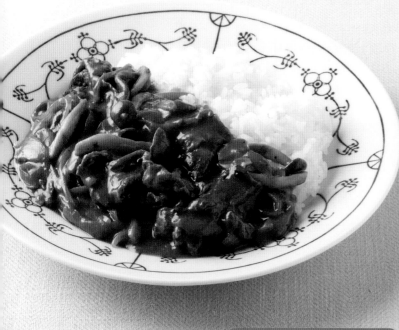

| 1人分 **558** kcal | 塩分 **1.8** g |

材料（2人分）

牛もも薄切り肉	120g
玉ねぎ	1個（200g）
しめじ類	1パック（100g）
オリーブ油	小さじ4
小麦粉	大さじ1

A	赤ワイン	100mL
	トマトピューレ	100mL
	水	100mL
B	中濃ソース	小さじ4
	トマトケチャップ	大さじ4
	塩	ミニスプーン1（1g）
	こしょう	少量
ごはん		300g

作り方

1 玉ねぎは薄切りにし、しめじは小房に分ける。

2 フライパンに油を熱して、1と牛肉をいため、小麦粉をふり入れていためる。

3 Aを加えて3分ほど煮、Bで味をととのえる。

4 器にごはんを盛り、3を添える。

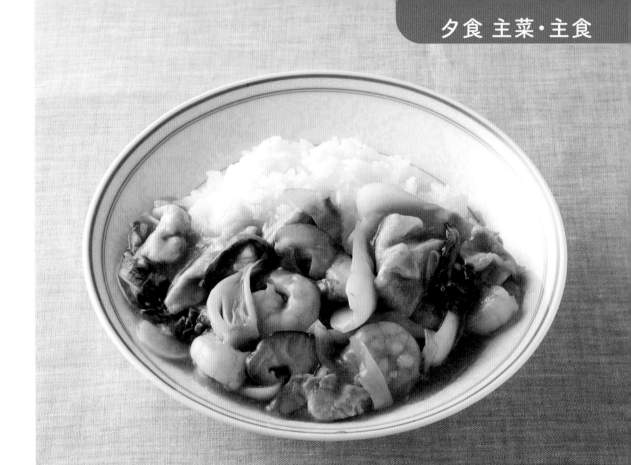

1人分 **545**kcal 塩分 **2.1**g

肉とエビがとろりと野菜にからんで

中華丼

材料（2人分）

豚こま切れ肉	150g
むきエビ（大）	100g
青梗菜	大1株（140g）
長ねぎ	1/4本（25g）
しいたけ	2枚（30g）
にんにく（薄切り）	2枚
A かたくり粉	大さじ1
酒	小さじ2
こしょう	少量
サラダ油	大さじ1
B しょうゆ・酒	各大さじ1
オイスターソース	小さじ1
砂糖	小さじ1/3
顆粒鶏がらだし	小さじ1/4
水	1カップ
かたくり粉	小さじ2
こしょう	少量
ごはん	300g

作り方

1 豚肉は食べやすく切る。青梗菜は茎と葉に分け、茎は3cm長さに、葉は食べやすく切る。ねぎは斜め切り、しいたけは薄切りにする。

2 ボウルに豚肉、エビを入れてAを加え、もみ込む。

3 フライパンに油を熱し、2、ねぎ、にんにくをいため、しいたけ、青梗菜の茎の部分を加えていため、葉を加えてひといためする。

4 Bを加えて煮立ったらかたくり粉を倍量の水でといて加え、とろみがついたらこしょうをふる。

5 器にごはんを盛り、4をかける。

中華丼のアレンジ あれこれ

肉とエビと野菜、バランスのいいとり合わせをとろみでまとめた中華丼のあん。どんぶり以外にも食べ方はいろいろ。蒸しめんをこんがり焼きつけてかけたらあんかけ焼きそば。パリパリの揚げめんにかけてもいい。ラーメンにかければ五目あんかけそばにも。ただし、中華めんやスープには塩分が含まれるので、アレンジするときは塩分に心配りを。

甘辛だれと牛肉がおいしい韓国レシピ

プルコギごはん

材料（2人分）

牛切り落とし肉 ……………………… 200g
玉ねぎ ……………………… 1/4個（50g）
にんじん ……………… 大1/3本（40g）
ピーマン ……………………… 2個（50g）
にんにく ……………………… 1/2かけ
長ねぎ ……………………… 5cm（13g）
A｜しょうゆ ………… 大さじ1と1/2
　｜酒・すり白ごま ……… 各大さじ1
　｜砂糖 ……………………… 小さじ2
　｜粉とうがらし ……………… 適量
ごま油 ……………………… 小さじ2
ごはん ……………………… 300g
サンチュ ……………… 大10枚（120g）

作り方

1 玉ねぎ、ピーマン、にんじんは細切りにする。

2 にんにくとねぎはみじん切りにしてAと合わせ、牛肉を入れてもみ込むように混ぜ、10分ほどおく。

3 フライパンに油を熱し、2と水大さじ1を入れて混ぜながらいため、1を足して火を通し、ごはんとともに器に盛り、サンチュを添えて、巻きながら食べる。

野菜巻きレシピにしてみよう

ごはんと具をサンチュに包むこのレシピはもちろん、葉野菜で包むとおいしいおかずはほかにもいっぱい。しょうが焼きやハンバーグ、青椒肉絲をレタスやサラダ菜に包んでみることをおすすめ。肉や魚のおかずはもちろん、チャーハンやギョーザを包んでもおいしい。野菜不足だと思ったら、なんでも葉っぱに包んでみては。

メモ
肉とごはんをサンチュに巻いて食べるのがポイント。サンチュは低カロリーで塩分ゼロだから、好きなだけ増やしてOK。サラダ菜なども合います。

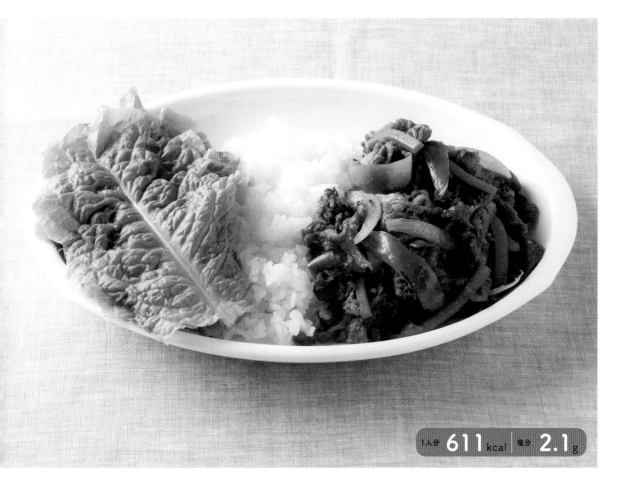

1人分 611 kcal ｜ 塩分 2.1 g

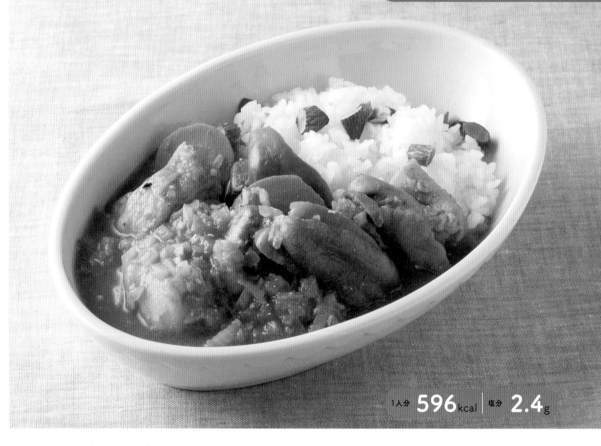

1人分 **596**kcal 塩分 **2.4**g

サラサラルーは低カロリーで軽やか

チキンスープカレー

材料（2人分）

鶏もも肉（皮なし）	1枚（250g）
｜ オリーブ油	小さじ1
玉ねぎ	1/2個（100g）
｜ オリーブ油	小さじ2
しょうが	1/2かけ
にんにく	1/2かけ
にんじん	1/3本（50g）
じゃが芋	小2個（160g）
ピーマン	2個（50g）
塩	ミニスプーン1（1g）
こしょう	少量
カレー粉	大さじ1と1/2強
A｜トマト缶（カット）	100g
｜ トマトケチャップ	大さじ1
｜ プレーンヨーグルト	
｜	大さじ4
｜ ローリエ	1枚
｜ 水	450 mL
B｜塩	ミニスプーン1（1g）
｜ しょうゆ	小さじ2
｜ こしょう	少量
アーモンド（無塩ロースト）	10g
ごはん	300g

作り方

1 鶏肉はひと口大に切って塩、こしょうをふる。玉ねぎ、しょうが、にんにくはみじん切りにし、ピーマンは4つ割り、にんじんは1cm厚さの輪切りにする。じゃが芋は半分に切って水にさらす。アーモンドはあらく砕いておく。

2 フライパンに油を熱して鶏肉を中火でこんがりと焼いてとり出し、油を足して玉ねぎをきつね色にいため、しょうが、にんにく、にんじん、じゃが芋を加えてさらにいため、カレー粉を混ぜる。

3 Aを加えて煮立ったらふたをし、弱火にして15分ほど煮る。ピーマン、Bを加えてさらに5分ほど煮る。

4 器にごはんを盛って3をかけ、アーモンドを散らす。

136

お刺し身盛り合わせを活用してもいい

海鮮ちらしずし

材料（2人分）

タイ（刺し身） ················· 80g

サーモン（刺し身） ········· 100g

ホタテ貝柱（刺し身） ········· 50g

イクラ ························· 20g

A｜酢 ······················ 大さじ2

　｜塩 ······ ミニスプーン1と1/2（1.5g）

　｜砂糖 ····················· 小さじ1

　｜しょうが（すりおろし）

　｜ ····················· 1/2かけ分

青じそ ················· 4枚（3g）

きゅうり ············· 1/2本（50g）

しょうゆ ····················· 小さじ2

わさび ························ 少量

ごはん（温かいもの） ········· 300g

作り方

1 ごはんによく混ぜたAをまわしかけて混ぜ、冷ます。

2 しそは5mm四方に切る。きゅうりは1cm角に切り、刺し身はサクなら薄切りにする。

3 1を器に盛り、しそを広げ、刺し身、きゅうり、イクラを彩りよくのせ、しょうゆ、わさびを添える。

**身近な刺し身で
アレンジ**

身近な刺し身の盛り合わせを使ってアレンジしてもいい。白身魚やホタテ貝柱は低カロリー。甘エビ、イカなどもおすすめ。マグロは中トロや大トロなど脂質の多い部位はカロリーが高めなので量を少なめに。

○ マグロのエネルギー量
　クロマグロ・トロ=100g
　エネルギー　308kcal
　クロマグロ・赤身=100g
　エネルギー　115kcal

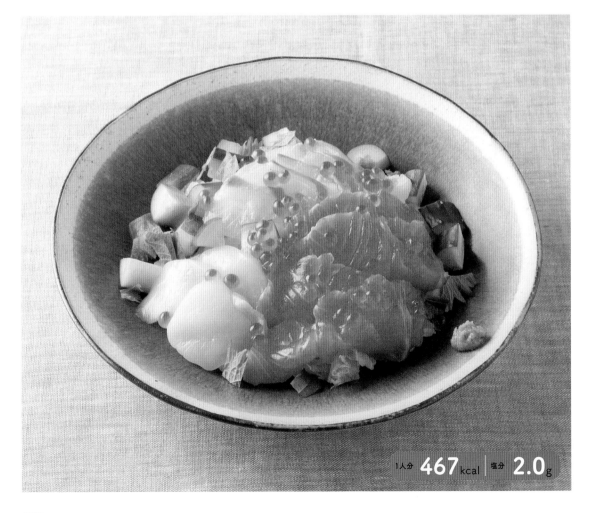

1人分 **467**kcal ｜ 塩分 **2.0**g

食生活の潤いとなる
小さなおかずやおやつのこと

副菜、汁物、おやつのとり方

1食の目安
100kcal
前後

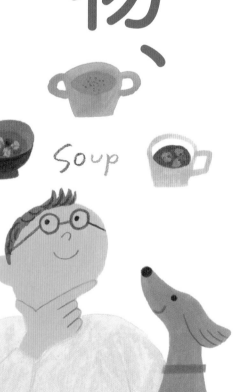

Sweets

Soup

野菜不足の解消は副菜選びで

副菜は野菜やきのこ、海藻などたっぷり使い、メインのおかずをサポートするのが役割。野菜一日350gを達成するためのキーアイテムでもあります。

簡単で、すぐにできるレシピを覚えておくと、「めんどくさくて野菜不足」というスパイラルから抜け出せます。

本書では2人分で紹介していますが、作りおきできるレシピはまとめて作り、冷蔵庫に入れておけば次の調理が楽になります。

塩分さえ控えれば献立を豊かにする汁物

みそ汁やスープは塩分が多くなりがちなので、気をつけたいメニューですが、塩分さえクリアすれば、満腹感が得られて水分補給にもなり、食卓を豊かにしてくれます。

ポイントはだしをとってきちんとうまみを生かしたり、具だくさんにして汁の総量を少なくする工夫。香辛料の辛みや香り、酢の酸味などを生かすのもいい方法です。

野菜たっぷりのおかず汁ならバランスもカロリーも合格です。

甘いものをあきらめない手作りを適量ならOK

カロリーコントロールでタブーと思われがちな甘いもの。けれど好きな物を食べられないのは挫折の原因にもなります。

肥満の原因になるのは、糖質や脂質ばかりが多く、カロリーの高いお菓子類。市販のスイーツはできるだけ避けたいものです。

最小限の甘さをじょうずに生かし、食物繊維やたんぱく質が同時にとれる手作りおやつなら安心です。おやつは1食で100kcal前後を目安にするといいでしょう。

からしを加えると少ない調味料でも味がしまる

小松菜の
からしマヨあえ

材料（2人分）

小松菜 ‥‥‥‥‥‥ 4〜5株（150g）

A ┃ 練りからし ‥‥‥‥‥ 小さじ1/3
　┃ マヨネーズ ‥‥‥‥‥‥ 大さじ1
　┃ しょうゆ ‥‥‥‥‥‥‥ 小さじ1

作り方

1 小松菜はゆでて3cm長さに切る。

2 Aをよく混ぜ、小松菜をあえる。

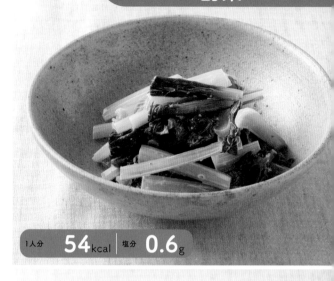

1人分 54kcal ｜ 塩分 0.6g

いためることでβ-カロテンの吸収がいい

にんじんとしらたきのきんぴら

材料（2人分）

にんじん ‥‥‥‥‥ 小1本（100g）

しらたき ‥‥‥‥‥‥‥‥‥ 100g

赤とうがらし ‥‥‥‥‥‥‥ 1/4本

ごま油 ‥‥‥‥‥‥‥‥‥ 小さじ1

A ┃ みりん ‥‥‥‥‥‥‥‥ 小さじ2
　┃ しょうゆ ‥‥‥‥‥‥‥ 大さじ1/2
　┃ 削りガツオ ‥‥‥‥‥ 1/2袋（2g）

作り方

1 しらたきは食べやすい長さに切ってゆで、にんじんはせん切り、とうがらしは輪切りにする。

2 フライパンに油を熱してにんじんをいため、しらたき、とうがらしを加えてさらにいためる。Aを加えて汁けがなくなるまでいりつける。

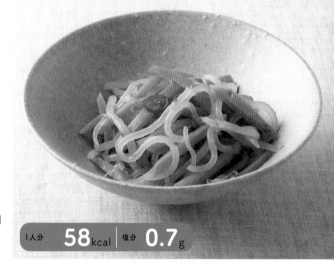

1人分 58kcal ｜ 塩分 0.7g

豆苗はさっと火を通すと断然たっぷり食べられる

豆苗のにんにくいため

材料（2人分）

豆苗 ‥‥‥‥‥‥ 1パック（130g）

にんにく ‥‥‥‥‥‥‥‥ 1/2かけ

ごま油 ‥‥‥‥‥‥‥‥‥ 小さじ1

A ┃ 酒 ‥‥‥‥‥‥‥‥‥‥ 小さじ1
　┃ 塩 ‥‥‥‥‥‥‥‥‥‥ 小さじ1/6
　┃ こしょう ‥‥‥‥‥‥‥‥ 少量

作り方

1 豆苗は長さを半分に切り、にんにくは薄切りにする。

2 フライパンに油を熱してにんにくをいため、香りが立ったら豆苗を加えていため、Aを加えていため合わせる。

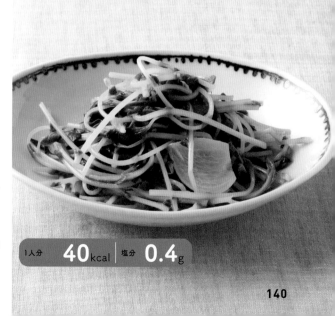

1人分 40kcal ｜ 塩分 0.4g

ネバネバ健康野菜はしょうがでさわやかに

つるむらさきの
ごましょうがあえ

材料（2人分）

つるむらさき ……………… 150g
A ┌ すり白ごま ………… 小さじ2
　│ しょうが（すりおろし）
　│ ……………………… 1/2かけ分
　└ しょうゆ …………… 小さじ1

作り方
つるむらさきは熱湯でさっとゆで、3cm長さに切って
Aであえる。

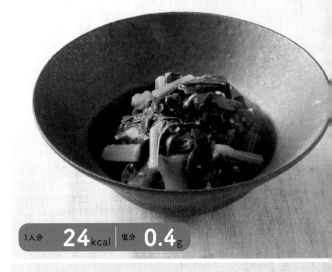

1人分 **24**kcal | 塩分 **0.4**g

細切りにするとたっぷり食べられる

さやいんげんのザーサイいため

材料（2人分）

さやいんげん ………… 12本（100g）
長ねぎ ……………… 1/4本（25g）
ザーサイ（味つき） ………… 10g
ごま油 ……………… 大さじ1/2
A ┌ 酒 ………………… 小さじ2
　│ 塩 …… ミニスプーン1/2（0.5g）
　└ こしょう …………………… 少量

作り方

1 いんげんは斜め薄切り、ねぎは縦半分に切って斜
め薄切りにし、ザーサイはみじん切りにする。

2 フライパンに油を熱していんげんをいため、しん
なりしたらねぎを加えてさらにいためる。ザーサ
イ、Aを加えていため合わせる。

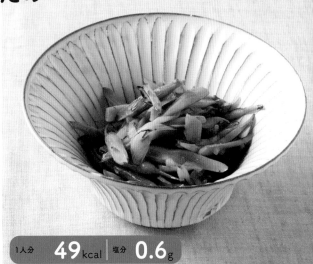

1人分 **49**kcal | 塩分 **0.6**g

おなじみの含め煮をさわやかな香りに

なすのレモンだし煮

材料（2人分）

なす ………………… 2個（140g）
A ┌ だし ……………… 3/4カップ
　│ 砂糖 ………… 小さじ2と1/2
　│ 塩 ………… ミニスプーン1（1g）
　└ レモン汁 ………… 小さじ2
レモン（輪切り） ………… 2枚

作り方

1 なすは皮をむいて1.5cm厚さの輪切りにし、水に
さらして水けをきる。レモンは半分に切る。

2 なべにAを煮立て、なすを入れて再び煮立ったら
ふたをし、弱火で7〜8分煮る。仕上げにレモン
を加える。煮汁ごと冷やしてもおいしい。

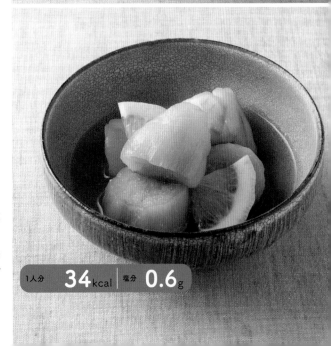

1人分 **34**kcal | 塩分 **0.6**g

レンチン加熱で水っぽくならない

レタスのお浸し

材料（2人分）

レタス ────────── 200g
A│しょうゆ・ごま油
　│　────────── 各小さじ1
　│オイスターソース
　│　────────── 小さじ1/2
いり白ごま ────── 小さじ1/2

作り方

レタスは大きくちぎって耐熱ボウルに入れ、ラップをかけて電子レンジ（600W）で2分20秒加熱し、器に盛る。Aをよく混ぜてかけ、ごまをふる。

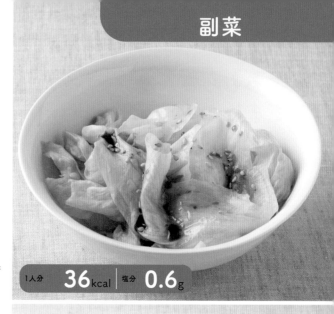

1人分 **36**kcal｜塩分 **0.6**g

いろいろな主菜に合う意外なとり合わせ

白菜とパインのアジアンサラダ

材料（2人分）

白菜 ────── 小2枚（160g）
カットパイン ────── 100g
A│オリーブ油 ── 小さじ1と1/2
　│酢 ─────── 大さじ1
　│ナンプラー
　│　──── ミニスプーン1と1/2
　│砂糖 ────── 小さじ1/4
　│あらびき黒こしょう ── 少量

作り方

1 白菜は、葉と芯に分け、芯は3cm長さの薄切り、葉は食べやすい大きさに切る。パインは大きければ食べやすい大きさに切る。

2 ボウルに1を入れ、よく混ぜたAであえる。

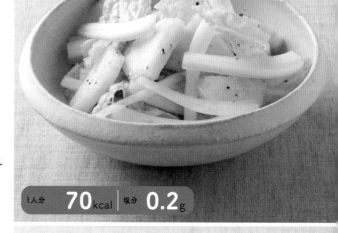

1人分 **70**kcal｜塩分 **0.2**g

細切りをいためるとかぼちゃの別の一面が

かぼちゃのにんにくいため

材料（2人分）

かぼちゃ ────── 150g
にんにく ────── 1/2かけ
バター ─────── 10g
塩 ──── ミニスプーン1/2（0.5g）
こしょう ─────── 少量

作り方

1 かぼちゃは細切りにし、にんにくはみじん切りにする。

2 フライパンにバターをとかし、かぼちゃをいためてふたをし、弱火で2分ほど蒸し焼きにする。火が通ったら中火にし、にんにくを加えていため、香りが立ったら塩、こしょうで味をととのえる。

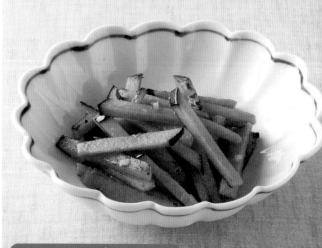

1人分 **95**kcal｜塩分 **0.3**g

142

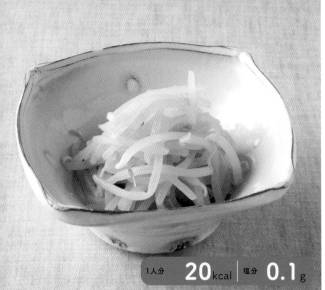

手ごろで食物繊維もとれるもやしをカレー味に

もやしのカレー酢の物

材料（2人分）

もやし	·················	150g
A	酢 ·················	大さじ1
	砂糖・カレー粉	
	·················	各小さじ1/2
	にんにく（すりおろし） ······	少量
	しょうゆ ·········	ミニスプーン1

作り方

もやしは電子レンジ（600W）で2分加熱し、水けをきって熱いうちにAを加え、よく混ぜて冷ます。

1人分 **20**kcal 塩分 **0.1**g

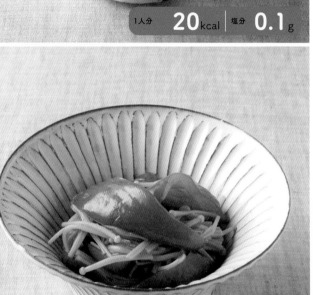

水溶性と不溶性の食物繊維がダブルでとれる

ピーマンとえのきの煮物

材料（2人分）

ピーマン	··············	4個（100g）
えのきたけ	··············	1/2袋（50g）
オリーブ油	··············	大さじ1/2
A	だし ··············	1/3カップ
	しょうゆ ··············	大さじ1/2
	酒 ··············	小さじ2
	砂糖 ··············	小さじ1/2

作り方

1 ピーマンは乱切り、えのきたけは長さを半分に切る。

2 なべに油を熱して1をいため、Aを入れて沸騰したらふたをし、弱火で5分ほど煮る。

1人分 **57**kcal 塩分 **0.7**g

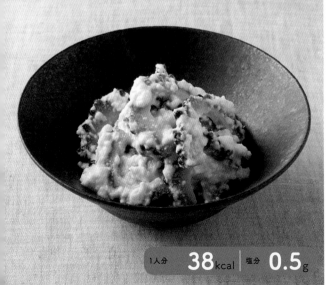

さっとゆでるとすっかり和食の顔に

ゴーヤのわさび白あえ

材料（2人分）

ゴーヤ	··············	1/2本（100g）
絹ごし豆腐	··············	1/3丁（100g）
A	練りわさび ······	ミニスプーン1
	砂糖 ··············	小さじ1/4
	塩 ··········	ミニスプーン1（1g）

作り方

1 ゴーヤは薄切りにする。沸騰した湯で2〜3秒ゆでて冷水にとり、水けを絞る。

2 豆腐はくずしてボウルに入れ、Aを加えてよく混ぜ、ゴーヤを加えてあえる。

1人分 **38**kcal 塩分 **0.5**g

さやを開くのが水っぽくならないコツ

スナップえんどうの
しょうがあえ

材料（2人分）
スナップえんどう …… 15個（150g）
しょうが ……………………… 1かけ
しょうゆ ……………………… 小さじ1
削りガツオ …………………… 2つまみ

作り方
スナップえんどうは筋をとり、ゆでて半分に開く。しょうがはすりおろし、しょうゆ、削りガツオと混ぜる。

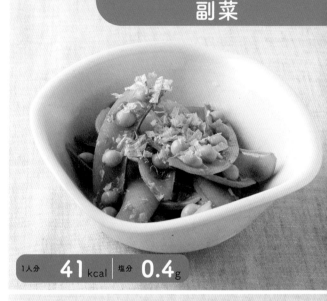

1人分 **41**kcal | 塩分 **0.4**g

ゆでたひじきはあえ物の健康力を上げる

ひじきと三つ葉の白あえ

材料（2人分）
ひじき（乾燥） ………………… 10g
三つ葉 ………………… 1/2袋（30g）
絹ごし豆腐 …………… 1/3丁（100g）
しょうゆ ……………………… 小さじ1
A | 砂糖 ……………………… 大さじ1/2
　| 練り白ごま ……………… 小さじ2
　| 塩 …… ミニスプーン1/2（0.5g）

作り方
1 ひじきは水でもどしてさっとゆで、水けをきって熱いうちにしょうゆをからめる。三つ葉はさっとゆでて2cm長さに切る。

2 豆腐はくずしてボウルに入れ、Aを加えて混ぜ、1を加えてあえる。

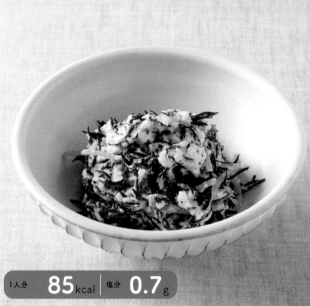

1人分 **85**kcal | 塩分 **0.7**g

メモ 切りこぶはもどすと3倍程度になる。

こぶのうまみとねぎの甘みがごはんに合う

切りこぶとねぎの煮物

材料（2人分）
切りこぶ（乾燥） ………………… 20g
長ねぎ ………………… 1/2本（50g）
ごま油 ………………………… 小さじ1
A | だし ………………… 1/2カップ
　| 酒 ……………………… 大さじ1
　| しょうゆ ………………… 小さじ1
　| 砂糖 ……………………… 小さじ1/2

作り方
1 ねぎは斜め切り、こぶは水でもどして食べやすく切る。

2 なべに油を熱してねぎをいため、香りが立ったらこぶとAを入れて混ぜ、沸騰したらふたをし、弱火で10分煮る。

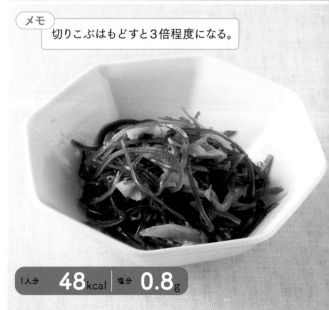

1人分 **48**kcal | 塩分 **0.8**g

すごく簡単なのに野菜と大豆製品が両立

きゅうりと焼き油揚げの酢の物

材料（2人分）
きゅうり ················ 1本（100g）
油揚げ ················ 1/2枚（10g）
酢 ···················· 大さじ1
砂糖 ·················· 小さじ1
塩 ·················· ミニスプーン1（1g）

作り方
1 油揚げはフライパンで両面を焼いて横半分に切り、7〜8mm幅に切る。
2 きゅうりは薄い輪切りにし、塩をふってしんなりしたら水けを絞り、酢、砂糖を加えて1と混ぜる。

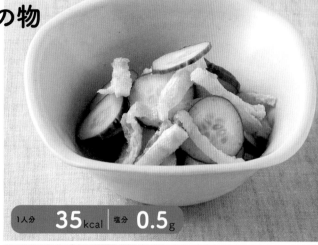

1人分 **35**kcal｜塩分 **0.5**g

コールスローとポテトサラダが融合！

キャベツとじゃが芋の粒マスタードサラダ

材料（2人分）
キャベツ ···················· 1枚（90g）
じゃが芋 ·············· 小2個（200g）
A｜プレーンヨーグルト ···· 大さじ3
　｜マヨネーズ ·············· 大さじ1
　｜粒マスタード ·············· 小さじ2
　｜塩 ···· ミニスプーン1/2（0.5g）

作り方
1 じゃが芋はひと口大に切ってゆで、湯をきってなべに戻し、中火にかけて水けをとばし、冷ます。
2 キャベツはラップに包んで電子レンジ（600W）で20秒加熱し、せん切りにして水けを絞る。
3 ボウルに1、2を入れてよく混ぜたAを加え、全体に混ぜる。

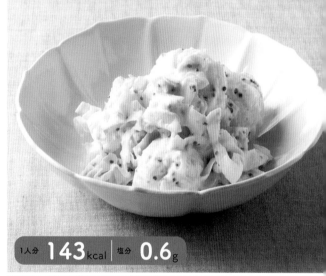

1人分 **143**kcal｜塩分 **0.6**g

淡泊な根菜がコクうまで食べごたえある副菜に

揚げだし大根

材料（2人分）
大根 ···················· 200g
揚げ油 ·················· 適量
A｜だし ···················· 大さじ3
　｜みりん ·················· 小さじ1
　｜しょうゆ ·············· 大さじ1/2

作り方
1 大根は縦4等分に切って耐熱容器に入れ、水大さじ2をふってラップをかけ、電子レンジ（600W）で3分30秒加熱し、水けをしっかりふいて180℃の油できつね色にさっと揚げて器に盛る。
2 Aを耐熱容器に入れて電子レンジで40秒加熱し、1にかける。

★好みで七味とうがらしをふってもいい。

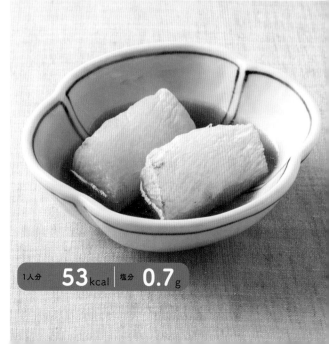

1人分 **53**kcal｜塩分 **0.7**g

低カロリーのチーズが味わいもプラス

かぼちゃとカッテージチーズのサラダ

材料（2人分）
かぼちゃ 200g
カッテージチーズ 40g
オリーブ油 小さじ2
塩 .... ミニスプーン1/2(0.5g)
こしょう .... 少量

作り方
1 かぼちゃはひと口大に切ってラップで包み、電子レンジ（600W）で3分ほど加熱して蒸す。
2 ボウルに1とチーズを入れ、オリーブ油、塩、こしょうであえる。

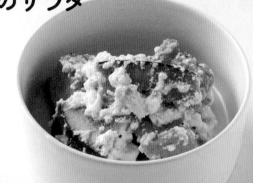

1人分 **134**kcal 塩分 **0.4**g

ごま油とにんにくがパンチのある副菜に

ひじきとにんじんのナムル

材料（2人分）
長ひじき（乾燥） 10g
にんじん .... 大1本(200g)
A｜ごま油 小さじ1
　｜にんにく（すりおろし）
　｜.................... 1/2かけ分
　｜塩 ..... ミニスプーン1(1g)
　｜こしょう .... 少量
　｜酢 小さじ1

作り方
1 にんじんは4cm長さの細切りにし、ひじきは水でもどしてさっとゆで、水けをきる。
2 あら熱がとれたら、Aであえる。
★彩りに貝割れ菜などを添えてもいい。

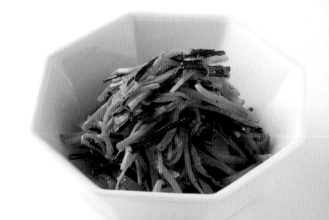

1人分 **53**kcal 塩分 **0.6**g

ねぎとわかめとごまを足してバランスよく

サニーレタスのチョレギサラダ

材料（2人分）
サニーレタス .... 4枚(120g)
長ねぎ .... 1/3本弱(30g)
焼きのり 1枚
A｜ごま油 小さじ2
　｜塩 ..... ミニスプーン1(1g)
　｜こしょう .... 少量
すり白ごま 小さじ2

作り方
1 レタスはちぎり、ねぎは細切りにする。のりは食べやすくちぎる。
2 ボウルにAを合わせ、1を加えてあえ、ごまをふる。

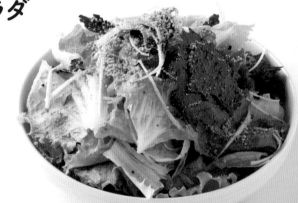

1人分 **66**kcal 塩分 **0.5**g

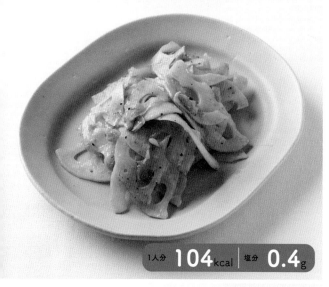

バルサミコ酢はコクとうまみを格段に上げる

れんこんの バルサミコ酢いため

材料（2人分）

れんこん	200g
オリーブ油	小さじ2
A｜バルサミコ酢	小さじ1
｜塩	ミニスプーン2/3(0.7g)
｜こしょう	少量

作り方

れんこんは薄切りにする。フライパンにオリーブ油を熱してれんこんをいため、Aで味をととのえる。

1人分 **104**kcal ｜ 塩分 **0.4**g

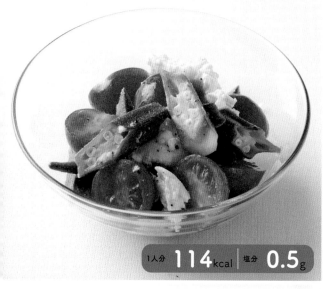

オクラのネバネバで素材に一体感を

オクラとミニトマトの モッツァレラチーズサラダ

材料（2人分）

オクラ	10本(100g)
ミニトマト	10個(100g)
モッツァレラチーズ	50g
A｜オリーブ油	小さじ1
｜レモン汁	小さじ2
｜塩	ミニスプーン1(1g)
｜こしょう	少量

作り方

1 オクラはさっとゆで、3等分程度の斜め切りにし、ミニトマトは半分に切る。

2 ボウルに1を入れ、チーズをちぎって加え、Aであえる。

1人分 **114**kcal ｜ 塩分 **0.5**g

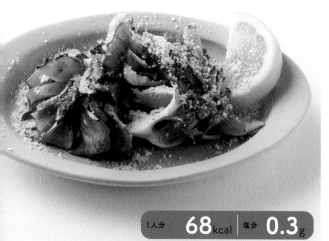

シンプルに焼くと独特のうまみが最高に

まいたけのグリル

材料（2人分）

まいたけ	2パック(200g)
オリーブ油	小さじ2
塩	ミニスプーン1/2(0.5g)
こしょう	少量
粉チーズ	小さじ2
レモン	1/4個

作り方

まいたけは食べやすくほぐす。オリーブ油、塩、こしょうふってオーブントースターで7分ほど焼く。焼き上がったら粉チーズを散らし、半分に切ったレモンを絞る。

★パルメザンチーズのかたまりをすりおろすと抜群においしい。

1人分 **68**kcal ｜ 塩分 **0.3**g

ほの甘、ホロ苦で楽しいとり合わせ

ひよこ豆と野菜のマリネ

材料（2人分）
パプリカ ＿＿＿＿＿＿＿ 小1個（150g）
ひよこ豆水煮缶詰め ＿＿＿＿＿ 100g
A ┌ オリーブ油・砂糖
　│ ＿＿＿＿＿＿＿＿＿＿＿ 各小さじ1
　│ 酢 ＿＿＿＿＿＿＿＿＿＿ 小さじ2
　│ 塩 ＿＿＿＿＿ ミニスプーン1（1g）
　│ にんにく（すりおろし）
　└ ＿＿＿＿＿＿＿＿＿＿＿＿ 1かけ分

作り方
1 パプリカは4等分して横薄切りにする。
2 ボウルにひよこ豆と1を入れ、よく混ぜたAを加え
　 てあえ、冷蔵庫で10分ほど冷やす。

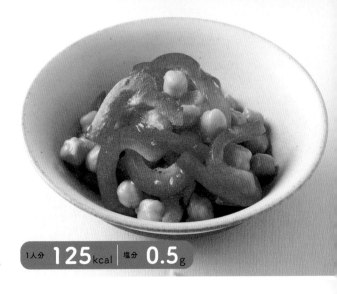

1人分 **125** kcal ｜ 塩分 **0.5** g

香りと食感を足してくれる乾物を有効利用

青梗菜とサクラエビの
しょうがあえ

材料（2人分）
青梗菜 ＿＿＿＿＿＿＿＿ 2株（170g）
しいたけ ＿＿＿＿＿＿＿＿＿＿ 2枚
サクラエビ ＿＿＿＿＿＿＿＿＿＿ 5g
A ┌ しょうが汁 ＿＿＿＿＿＿ 1かけ分
　│ ごま油 ＿＿＿＿＿＿＿＿ 小さじ1
　└ 塩 ＿＿＿＿＿ ミニスプーン1（1g）

作り方
1 青梗菜はさっとゆでて食べやすく切り、しいたけ
　 は薄切りにしてゆでる。
2 ボウルに1とサクラエビを入れ、Aであえる。

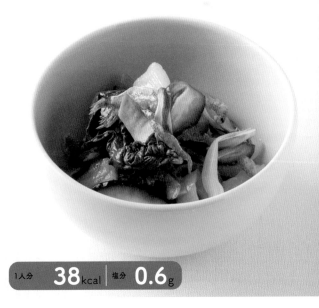

1人分 **38** kcal ｜ 塩分 **0.6** g

青菜の中にプリプリの食感があるのが楽しい

こんにゃくと春菊の
コチュジャンあえ

材料（2人分）
春菊 ＿＿＿＿＿＿＿ 約10茎（140g）
こんにゃく ＿＿＿＿＿＿ 1/2枚（120g）
A ┌ コチュジャン ＿＿＿＿＿ 小さじ1
　│ ごま油 ＿＿＿＿＿＿＿＿ 小さじ2
　└ にんにく（すりおろし） ＿＿ 少量

作り方
1 こんにゃくは細切りにし、ゆでる。春菊はさっと
　 ゆでて水けを絞り、3cm長さに切る。
2 1をAであえる。

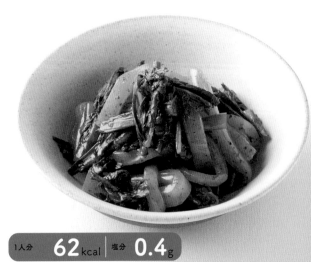

1人分 **62** kcal ｜ 塩分 **0.4** g

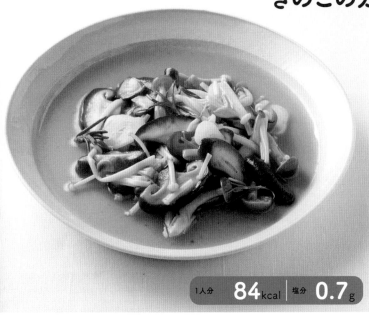

きのこミックスの深いうまみ！食物繊維で腸の大掃除

きのこのガーリック白ワイン蒸し

材料（2人分）

しめじ類、えのきたけ、しいたけ
　　　　　　　　　　合わせて200g
にんにく ···························· 1/2かけ
フレッシュローズマリー ······· 1枝
白ワイン ························· 大さじ4
A｜オリーブ油 ·················· 小さじ2
　｜塩 ············· ミニスプーン1（1g）
　｜しょうゆ ················· 小さじ1/2

作り方

1 しめじ、えのきは小房に分け、えのき
　は長さを半分に切る。しいたけ、にん
　にくは薄切りにする。ローズマリーは葉
　をつみとる。

2 耐熱容器に入れてワインをふり、ラッ
　プをかけて電子レンジ（600W）で5分
　ほど加熱し、Aで味をととのえる。

1人分 **84**kcal ｜ 塩分 **0.7**g

汁物

具だくさんでもはや主役級のスープ

エビとミニトマトの
エスニックスープ

材料（2人分）

むきエビ（大） ····················· 60g
ミニトマト ····················· 6個（60g）
えのきたけ ········· 1パック（100g）
長ねぎ ····················· 1/4本（25g）
しょうが ····························· 1かけ
にんにく ····························· 1かけ
赤とうがらし ························· 1本
サラダ油 ························· 小さじ1
顆粒鶏がらだし ············· 小さじ1/2
A｜ナンプラー ·················· 小さじ1
　｜こしょう ························· 少量
　｜レモン汁 ···················· 小さじ1

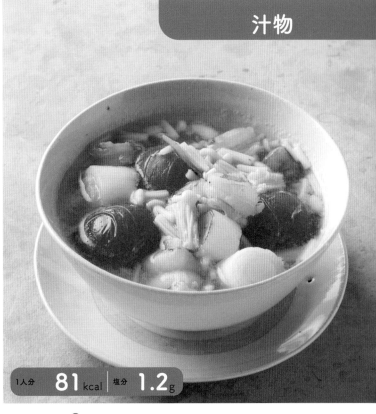

1人分 **81**kcal ｜ 塩分 **1.2**g

作り方

1 むきエビは背側を開いて1cm幅に切り、えのきた
　けは1.5cm長さに切る。しょうが、にんにくは細
　切り、長ねぎは1.5cm厚さに切る。赤とうがらし
　は小口切りにする。

2 なべに油を熱してしょうが、にんにく、ねぎをい
　ため、香りが立ったらエビ、ミニトマト、えのきた
　けを加えていため、水300mL、赤とうがらし、
　鶏がらだしを加えて煮る。

3 Aで味つけし、ひと煮する。

コクのあるポタージュから
ビタミンAと牛乳のたんぱく質がとれる

にんじんのポタージュ

材料（2人分）

にんじん ………………… 1本（200g）
塩 ……………… ミニスプーン1（1g）
牛乳 ………………………… 200mL
バター ………………………… 6g
あらびき黒こしょう …………… 少量

作り方

1 にんじんは薄切りにして厚手のなべに
入れ、50mLほどの水、塩を加えてふ
たをし、中火で5分ほど蒸し煮にする。

2 牛乳を加えてひと煮し、火を消してハン
ドブレンダーでなめらかにする。バター
を加えてとかし、再び火にかけ、温め
て器に盛り、こしょうをふる。

★ブレンダーがなければ、ミキサーで撹拌
して、なべに戻してもいい。

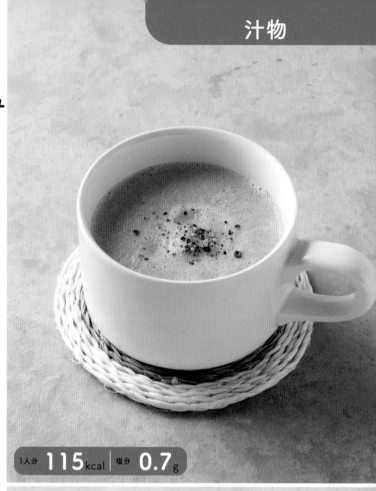

1人分 **115**kcal ｜ 塩分 **0.7**g

すっぱ辛いかきたまスープは
栄養のバランスもいい

豆腐としいたけの
酸辣湯風

材料（2人分）

もめん豆腐 ………… 1/3丁（100g）
しいたけ ……………… 2枚（30g）
卵 ……………………………… 1個
顆粒鶏がらだし ………… 小さじ1
A｜しょうゆ・酢 ……… 各小さじ1
　｜ラー油 ………………… 小さじ1/2
かたくり粉 ……………… 小さじ1
小ねぎ …………………………… 2g

作り方

1 なべに水300mL、鶏がらだしを入れ
て温め、豆腐をくずし入れ、しいたけ
を加えて3分ほど煮る。

2 Aを加えて味つけし、かたくり粉を同量
の水でといてまわし入れてとろみをつけ
る。卵をときほぐし、細く流し入れてひ
と煮する。器に盛り、小口切りにした
小ねぎを散らす。

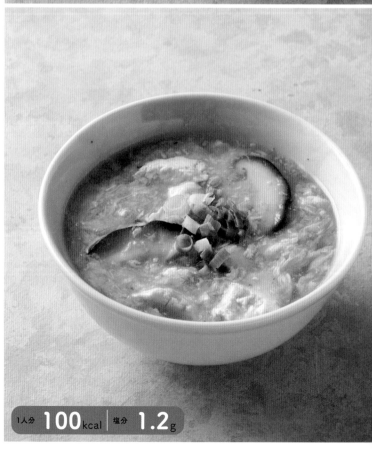

1人分 **100**kcal ｜ 塩分 **1.2**g

いためたひき肉でコクをプラス

オクラとコーンのスープ

材料（2人分）
鶏ひき肉 ……………………… 40g
ごま油 ……………………… 小さじ1
オクラ ……………………… 8本（80g）
ホールコーン缶詰め
　　　　　　　……………… 小1缶（55g）
塩 ……………………… ミニスプーン1（1g）

作り方
1 オクラは5mm厚さの小口切りにする。
2 フライパンに油を熱してひき肉をいため、オクラ、
　コーン、水300mLを加えて3分ほど煮て、塩で
　味をととのえる。

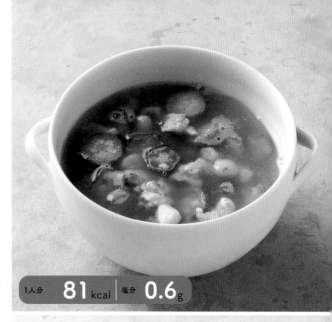

1人分 81kcal 塩分 0.6g

シンプルなのに深い甘さとコクがたまらない

じっくりいため玉ねぎのスープ

材料（2人分）
玉ねぎ ……………………… 1個（200g）
にんにく ……………………… 1かけ
バター ……………………… 10g
塩 …… ミニスプーン1と1/2（1.5g）
こしょう ……………………… 少量
パセリ ……………………… 少量

作り方
1 玉ねぎとにんにくは薄切りにする。
2 なべにバターをとかして1を弱火でじっくりといた
　め、とろとろになったら水300mLを加えてさらに
　3分ほど煮て、塩、こしょうで味をととのえる。
3 器に盛り、みじん切りにしたパセリを散らす。

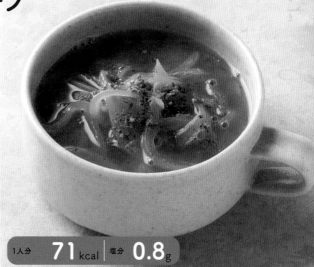

1人分 71kcal 塩分 0.8g

少量のベーコンがおいしさのベースになるスープ

ごぼうとベーコンのスープ

材料（2人分）
ごぼう ……………… 大1/2本（100g）
しいたけ ……………… 2枚（30g）
ベーコン ……………… 大1/2枚（10g）
塩 ……………… ミニスプーン1（1g）

作り方
1 ごぼうは斜め薄切りにし、しいたけは薄切りに。
　ベーコンは1cm幅に切る。
2 なべでベーコンをいため、ごぼうとしいたけを加
　えていため合わせ、水300mLを加えてごぼうが
　やわらかくなるまで5分ほど煮て、塩で味をとと
　のえる。

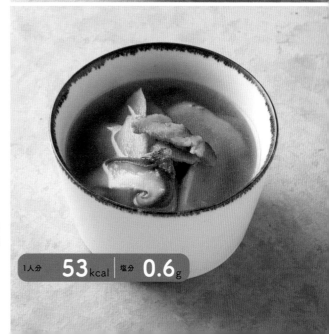

1人分 53kcal 塩分 0.6g

どんな献立にも合うベーシックなみそ汁
なめこと小松菜のみそ汁

材料（2人分）
なめこ ································ 50g
小松菜 ················ 大1株（60g）
だし ························ 1と1/2カップ
みそ ···················· 小さじ1と2/3

作り方
1 小松菜は2cm長さに切る。
2 なべにだしを煮立てて小松菜、なめこを入れ、煮立ったらみそをとき入れひと煮立ちさせる。

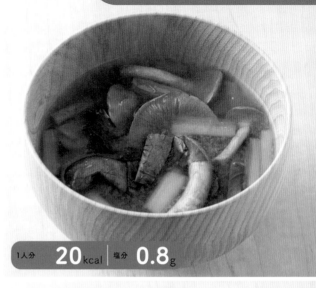

1人分 20kcal 塩分 0.8g

みそ汁の実は固定観念に縛られずに
さつま芋とブロッコリーのトマトおろし汁

材料（2人分）
さつま芋 ···························· 80g
ブロッコリー ············· 1/2個（50g）
だし ························ 1と1/2カップ
トマト ················ 小1/2個（80g）
A | 塩 ········· ミニスプーン1（1g）
  | しょうゆ ········· ミニスプーン1/2

作り方
1 さつま芋は1cm厚さの輪切りまたは半月切りにして水にさらし、ブロッコリーは小房に分ける。トマトはすりおろす。
2 なべにだしとさつま芋を入れてふたをし、煮立ったら弱火にして7～8分煮る。
3 ブロッコリーを加えて1分ほど煮て、Aと1のトマトを加えてひと煮立ちさせる。

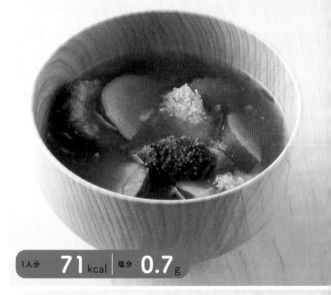

1人分 71kcal 塩分 0.7g

牛乳で少なめみそを補い、カルシウムもとれる
ほうれん草と豆腐のミルクみそ汁

材料（2人分）
もめん豆腐 ············· 1/4丁弱（80g）
ほうれん草 ················ 4株（80g）
だし ···························· 3/4カップ
牛乳 ···························· 1/2カップ
みそ ···················· 小さじ1と2/3

作り方
1 豆腐は1.5cm角に切り、ほうれん草は3cm長さに切る。
2 なべにだしを煮立て、1を入れて再び煮立ったらみそをとき入れ、牛乳を加えてひと煮立ちさせる。

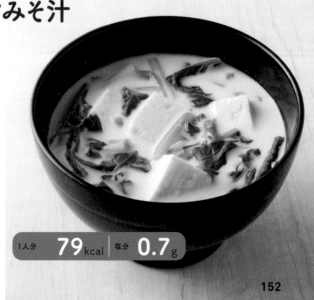

1人分 79kcal 塩分 0.7g

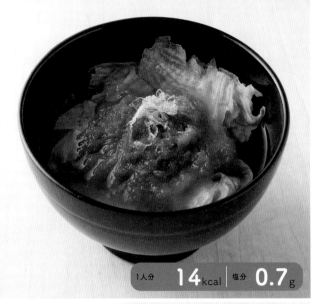

1人分 **14**kcal 塩分 **0.7**g

昔ながらのインスタント汁のもとをアレンジ

レタスのとろろこんぶ汁

材料（2人分）

レタス	……………………	3枚（120g）
とろろこんぶ	……………	大さじ2
A だし	……………	1と1/2カップ
しょうゆ	…………	ミニスプーン2
塩	……	ミニスプーン1/2（0.5g）

作り方

1 レタスはざくざくと切る。

2 なべにAを煮立て、1を入れてさっと煮て、わんに盛り、とろろこんぶをのせる。

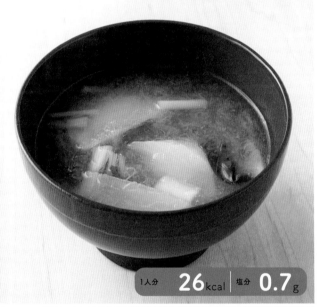

1人分 **26**kcal 塩分 **0.7**g

すりおろしかぶがトロトロで保温効果もあり

かぶのおろし汁

材料（2人分）

かぶ	………………………	2個（140g）
かぶの葉	…………………	40g
だし	…………………	1と1/2カップ
塩	………………	ミニスプーン1（1g）
しょうゆ	……………	ミニスプーン1/2
かたくり粉	…………………	小さじ1

作り方

1 かぶは1個はすりおろして水けをきり、1個はくし形に切り、葉は2cm長さに切る。

2 なべにだし、くし形切りのかぶを入れてふたをし、弱火で4〜5分煮る。葉を加え、おろしたかぶを入れ、塩、しょうゆで味をととのえる。かたくり粉を3倍量の水でといて加え、とろみがついたらひと煮立ちさせる。

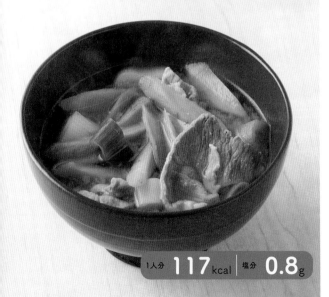

1人分 **117**kcal 塩分 **0.8**g

根菜とねぎだけで究極のバランス豚汁を

豚ごぼうみそ汁

材料（2人分）

豚こま切れ肉	…………………	50g
ごぼう	……………………	1/2本（80g）
長ねぎ	……………………	1/4本（25g）
オリーブ油	…………………	小さじ1
だし	…………………	1と1/2カップ
みそ	…………………	小さじ1と2/3

作り方

1 ごぼうはささがきにして水にさらし、ねぎは小口切り、豚肉は食べやすく切る。

2 なべに油を熱して1をいため、だしを加えてふたをし、沸騰したら弱火にして7〜8分煮る。

3 みそをとき入れてひと煮立ちさせる。

最小限の砂糖でもりんごの甘みと酸味
シナモンの香りでおしゃれな洋風スイーツに

りんごのコンポート

材料（4食分）
りんご ……………… 2個（540g）
A｜白ワイン …………… 大さじ4
　｜砂糖 ………………… 大さじ2
　｜レモン ……………… 大さじ1
　｜シナモン ……………… 2本
　｜（パウダーなら10ふり）
　｜クローブ …………… 4個

作り方
1 りんごは皮つきのまま8等分のくし形に切ってなべに入れ、Aを加えて火にかけ、弱火で30分ほど煮る。
2 冷めたら保存容器に移し、冷蔵庫で冷やす。
★洋なし、いちじく、桃、柿など、旬のくだもので作るといい。

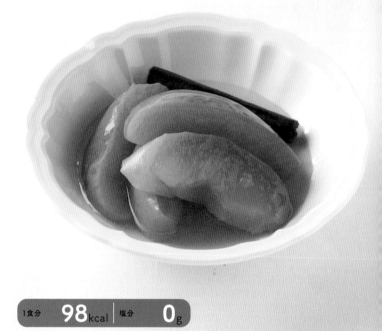

1食分 98kcal ｜ 塩分 0g

ナッツとベリーをフローズンヨーグルトに。
充足感に加えカルシウム、ビタミンの補充も

ヨーグルト
アイスバーク

材料（6食分）
プレーンヨーグルト ……… 400g
はちみつ ………………… 小さじ4
冷凍ベリーミックス ……… 120g
ピスタチオ ………………… 40g

作り方
1 ヨーグルトはペーパータオルを敷いたざるに入れて一晩おき、水けをきる。
2 はちみつ、ベリーミックスを加えてよく混ぜ、大きめのバットに薄く広げて刻んだピスタチオを散らし、冷凍室で冷やしかためる。かたまったら割って食べる。
★ 冷凍のベリーミックスはヨーグルトを早く冷やせるので便利。ピスタチオの代わりにナッツなどを散らしても。

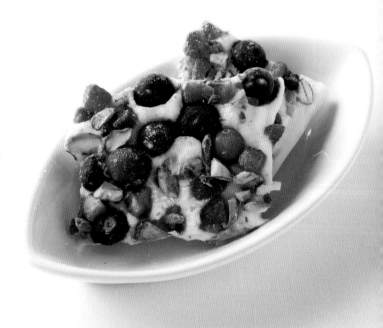

1食分 101kcal ｜ 塩分 0.1g

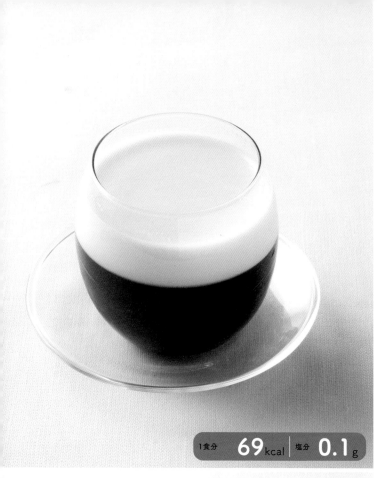

みんな大好きな昔ながらのスイーツは、
ほの甘い牛乳をたっぷりかける

コーヒーゼリー

材料（4食分）
インスタントコーヒー ……… 大さじ3
粉ゼラチン ………………………… 8g
牛乳 ………………………… 200mL
砂糖 ………………………… 大さじ2

作り方
1 インスタントコーヒーは湯600mLでと
　かし、ゼラチンをふり入れてよく混ぜ、
　とけたら冷やしかためる。
2 温めた牛乳に砂糖を加えてとかし、冷
　やしてミルクソースを作り、1にかける。

1食分 **69**kcal ｜ 塩分 **0.1**g

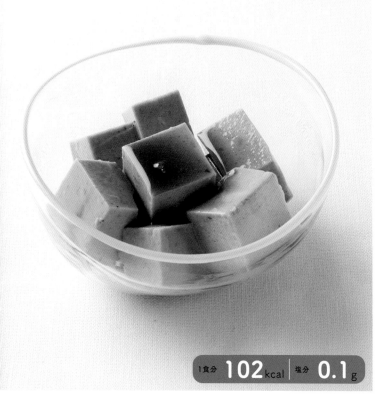

抹茶とミルクのゴールデンコンビを
かんてんでかためた和風おやつに

抹茶ミルクかんてん

材料（4食分）
抹茶 ………………………… 大さじ1
牛乳 ………………………… 400mL
粉かんてん ………………………… 4g
砂糖 ………………………… 大さじ2
黒みつ ……………………… 小さじ4

作り方
1 耐熱ボウルにかんてん、砂糖、抹茶を
　入れる。
2 別の耐熱容器に牛乳入れて電子レンジ
　（600W）で3分加熱し、1に少しずつ注
　いで混ぜる。
3 再び電子レンジで3分ほど加熱する。
4 流し缶やバットなどに流し入れ、冷蔵
　庫で冷やしかためる。かたまったら
　1.5cm角くらいに切って器に盛り、黒み
　つをかける。

1食分 **102**kcal ｜ 塩分 **0.1**g

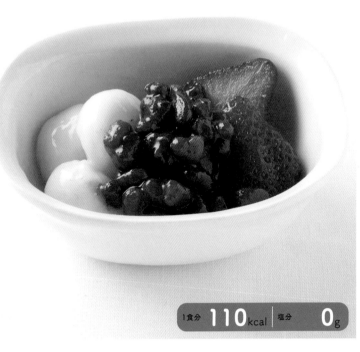

豆腐を加えてカロリーダウン、栄養アップ。
あずきはミネラルや食物繊維がたっぷり

豆腐白玉

材料（2食分）

白玉粉	30g
絹ごし豆腐	30g
ゆであずき	40g
いちご	4個(60g)

作り方

1 ボウルに白玉粉を入れて豆腐をくずし入れ、なめらかになるまでよく練って、6等分して丸める（まとまりにくい場合は水分を少しずつ足してなめらかになるまで練る）。

2 なべにたっぷりの湯を沸かして1をゆで、浮いてきたらすくい上げて湯をきる。

3 器に盛り、あずきといちごを添える。

1食分 **110** kcal ｜ 塩分 **0** g

かぼちゃのスイーツは街でも定番。
簡単でシンプルだけど栄養と満足が両立

かぼちゃプリン

材料（4食分）

かぼちゃ	100g
牛乳	250mL
砂糖	大さじ2
粉ゼラチン	4g
バニラエッセンス	5ふり
シナモンパウダー	適量

★冷凍かぼちゃでも。

作り方

1 かぼちゃは皮とわたをとり、ふんわりとラップをかけて電子レンジ（600W）でやわらかくなるまで2分ほど加熱する。ゼラチンは水大さじ2を加えてふやかす。

2 かぼちゃに牛乳と砂糖を加えてハンドブレンダーでなめらかになるまで撹拌する（ブレンダーがない場合はかぼちゃを裏ごししてから牛乳と砂糖を少しずつ加えて混ぜる）。

3 再びラップをかけて電子レンジで3分ほど加熱し、熱いうちにふやかした粉ゼラチンとバニラエッセンスを加えてよく混ぜ、容器に流し入れて冷やし固める。食べるときにシナモンパウダーをふる。

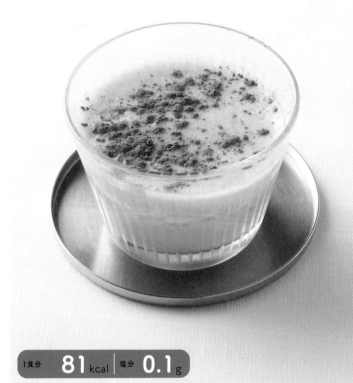

1食分 **81** kcal ｜ 塩分 **0.1** g

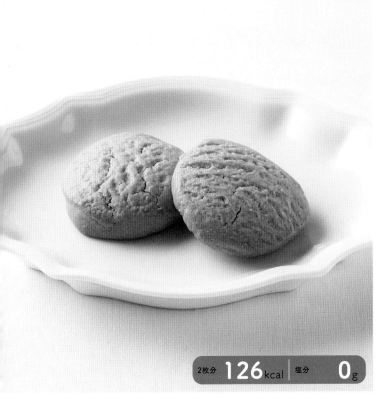

サクサクホロホロの口当たりが抜群。
甘いもの好きな人にはうれしい2枚

米粉のクッキー

材料（12枚分）

米粉 …………………………… 100g
砂糖 …………………………… 大さじ4
シナモンパウダー ………… 小さじ1
バター（食塩不使用）
　 ………………………… 大さじ2（24g）
卵 ……………………………… 1個

作り方

1 材料をすべて合わせてなめらかになる
　 までよく練り混ぜ、直径3cmほどの棒
　 状にまとめてラップに包み、冷蔵庫で
　 30分ほど冷やす。

2 12等分の輪切りにし、オーブンシート
　 を敷いた天板に並べ、160℃に熱した
　 オーブンで15分ほど焼く。

★あればジンジャーパウダー小さじ1/2を
　 加えると香りがよくておいしい。

2枚分 **126**kcal 塩分 **0**g

豆乳を搾った残りを乾燥させたパウダーは
大豆の栄養素と食物繊維が豊富

おからヨーグルトチーズケーキ

材料（6食分）

おからパウダー（粒子の細かいもの）
　 ………………………… 大さじ6（50g）
とき卵 ………………………… 1個分
プレーンヨーグルト ………… 100g
はちみつ ……………………… 大さじ2
オリーブ油 …………………… 大さじ1
粉チーズ ……………………… 大さじ1
レモン汁 ……………………… 大さじ1
ベーキングパウダー ………… 小さじ1
ブルーベリー ………………… 50g
★冷凍ブルーベリーでも。

作り方

材料をすべて耐熱容器（プラスチックのコン
テナ容器など）に入れ、なめらかになるま
で混ぜ、ふたを軽くのせて、電子レンジ
（600W）で7分加熱する。型からとり出し、
6等分に切り分ける。

★おからパウダーは製品によって水分の吸
収量が違う。まとまらないようなら牛乳を
50mLくらい足してかたさを調整する。

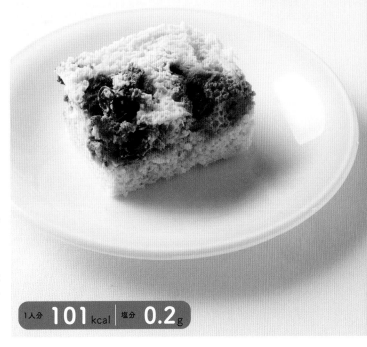

1人分 **101**kcal 塩分 **0.2**g

「きちんと計る」を習慣に

1600kcalのエネルギー量を守るためには、材料をきちんと計量するのが
成功の秘訣(ひけつ)です。おいしい料理を作るためにも材料や調味料の量が大切。
味つけの失敗も減らすことができます。

容量を計る

　液体や、みそなどのやわらかい固体は計量カップや計量スプーンで計ります。200mLの計量カップと大さじ、小さじ、ミニスプーンを準備しましょう。特に調味料をボトルから目分量で入れるのはいけません。初心者は味つけの失敗や塩分過剰を防ぐためにも必ず計量の習慣を。カップやスプーンは何個かずつ用意すると、いちいち洗わずにすむので、調理がスムーズになります。減塩を意識している人は、ミニスプーン（1mL）がとても重宝します。

重さを計る

　はかりを使って材料の重量を計ります。肉や魚、野菜、小麦粉などの粉類は重量で表示されるレシピが多く、目分量では差が出ます。計ることを習慣にすれば、外食で料理を見たときにもおよその量がわかるようになります。

　家庭用のキッチンばかりならデジタル表示のものが使いやすいです。デジタルなら、ボウルなどをのせてから0gにリセットすることもできるので便利です。

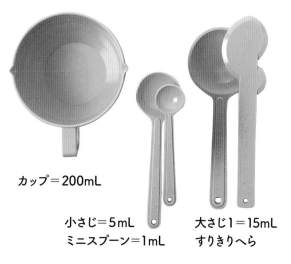

カップ＝200mL

小さじ＝5mL
ミニスプーン＝1mL

大さじ1＝15mL
すりきりへら

正味量と総重量

　1600kcalの食事を正確に作るためには、材料は正味量で計ります。正味量とは、皮をむいたり、根や種をとって、調理寸前の状態にしたときの重さ。対する総重量は、買ってきたときのままの重さです。

廃棄率

食品によって平均的な廃棄率があります。玉ねぎなら6%、かぼちゃの皮をむかずに種とわた、両端をとり除く場合、10%程度の廃棄率です。正味重量を計っているうちに、およそどのくらいの廃棄部位があるかわかってきます。

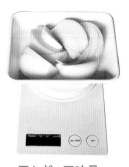

玉ねぎの正味量
皮をむき、芯(しん)をとって調理に
合わせた形に切った状態

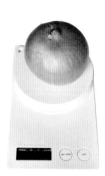

玉ねぎの総重量
皮や根がついた
そのままの状態。

主な食材の正味重量とエネルギー

身近な食材の1個、1枚、1切れの重量の目安です。買い物をするときの目分量にも役立ちます。

※平均的なサイズや量を基準にしています。

肉

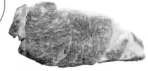
牛サーロインステーキ
1枚（150g）
470kcal

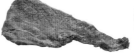
牛もも薄切り肉
1枚（15g）
29kcal

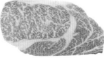
牛肩ロース肉
しゃぶしゃぶ用
1枚（15g）
44kcal

牛切り落とし肉
（肩ロース）
1枚（10g）
30kcal

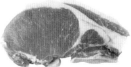
豚ロース肉（豚カツ用）
1枚（100g）
248kcal

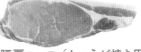
豚肩ロース（しょうが焼き用）
1枚（40g）
95kcal

合いびき肉
（牛肉70%＋豚肉30%）
100g
238kcal

牛ひき肉
100g
251kcal

豚ひき肉
100g
209kcal

鶏ひき肉
100g
171kcal

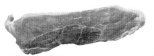
豚もも薄切り肉
1枚（25g）
43kcal

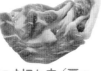
豚こま切れ肉（肩ロース）
1枚（10g）
24kcal

鶏ささ身
1本（50g）
49kcal

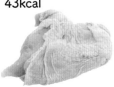
鶏むね肉（皮つき）
1枚（280g）
372kcal

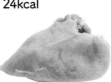
鶏むね肉（皮なし）
1枚分（255g）
268kcal

鶏もも肉（皮つき）
1枚（280g）
532kcal

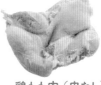
鶏もも肉（皮なし）
1枚分（220g）
249kcal

魚

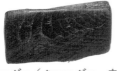
マグロ（クロマグロ・赤身）
1さく（150g）
173kcal

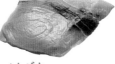
メカジキ
1切れ（100g）
139kcal

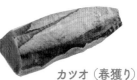
カツオ（春獲り）
1さく（250g）
270kcal

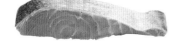
サケ（シロザケ）
1切れ（100g）
124kcal

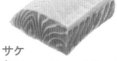
サケ
（アトランティックサーモン）
1さく（200g）
446kcal

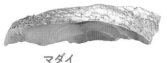
マダイ
1切れ（80g）
128kcal

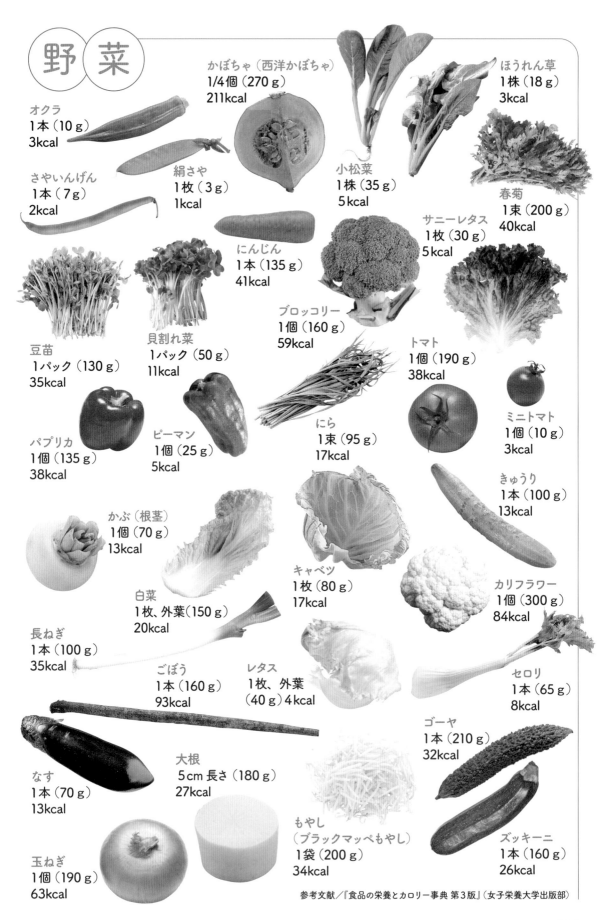

野 菜

オクラ
1本（10 g）
3kcal

かぼちゃ（西洋かぼちゃ）
1/4個（270 g）
211kcal

ほうれん草
1株（18 g）
3kcal

さやいんげん
1本（7 g）
2kcal

絹さや
1枚（3 g）
1kcal

小松菜
1株（35 g）
5kcal

春菊
1束（200 g）
40kcal

にんじん
1本（135 g）
41kcal

サニーレタス
1枚（30 g）
5kcal

豆苗
1パック（130 g）
35kcal

貝割れ菜
1パック（50 g）
11kcal

ブロッコリー
1個（160 g）
59kcal

トマト
1個（190 g）
38kcal

ミニトマト
1個（10 g）
3kcal

パプリカ
1個（135 g）
38kcal

ピーマン
1個（25 g）
5kcal

にら
1束（95 g）
17kcal

きゅうり
1本（100 g）
13kcal

かぶ（根茎）
1個（70 g）
13kcal

キャベツ
1枚（80 g）
17kcal

カリフラワー
1個（300 g）
84kcal

白菜
1枚、外葉（150 g）
20kcal

長ねぎ
1本（100 g）
35kcal

ごぼう
1本（160 g）
93kcal

レタス
1枚、外葉
（40 g）4kcal

セロリ
1本（65 g）
8kcal

なす
1本（70 g）
13kcal

大根
5cm 長さ（180 g）
27kcal

もやし
（ブラックマッペもやし）
1袋（200 g）
34kcal

ゴーヤ
1本（210 g）
32kcal

ズッキーニ
1本（160 g）
26kcal

玉ねぎ
1個（190 g）
63kcal

参考文献／『食品の栄養とカロリー事典 第3版』（女子栄養大学出版部）

春夏秋冬
献立カレンダー

本書で紹介した料理を使って組み合わせを変えた献立を紹介します。

一日分の献立は、エネルギーが1600kcal程度、

塩分は6.5gまでになるように組み合わせています。

旬の食材を生かしたり、気候に合う調理法を選び、

春夏秋冬各4週分、112献立を紹介しているので、

その日の気分で選んでください。

最初は本書の献立をそのまま再現すると、

塩分や食べごたえの感覚がつかめます。

慣れてきたら、オリジナルの献立を組み立ててみてください。

ステップを踏んでいくと、何をどのくらい食べたらいいのかを

自然にコントロールできるようになるはずです。

水・木・金・土（献立表）

	水 ページ	水 料理	水 kcal	水 塩分(g)	木 ページ	木 料理	木 kcal	木 塩分(g)	金 ページ	金 料理	金 kcal	金 塩分(g)	土 ページ	土 料理	土 kcal	土 塩分(g)
朝食		**417** kcal (**1.7** g)				**505** kcal (**1.4** g)				**451** kcal (**1.1** g)				**430** kcal (**1.6** g)		
	28	エッグスラット	210	0.9	40	温玉納豆	203	0.8	36	厚揚げともやしのおかかソースいため	208	0.8	16	豆乳スクランブルエッグ	153	0.6
	16	マッシュルームのサラダ	95	0.3	30	いろいろ野菜のマヨきんぴら	68	0.6	42	きゅうりのゆずこしょう酢あえ	9	0.3	24	にんにく塩ゆでブロッコリー	30	0.2
	16	トースト	112	0.5	26	ごはん	234	0	26	ごはん	234	0	20	ロールパン	185	0.7
													18	ミックスベリーヨーグルト	62	0.1
昼食		**537** kcal (**2.4** g)				**522** kcal (**1.0** g)				**651** kcal (**1.5** g)				**522** kcal (**1.9** g)		
	62	鶏ごぼう焼きめし	478	2.0	64	ささ身とミニトマトのハーブいため	154	0.6	82	野菜たっぷりミートソーススパゲッティ	596	1.0	83	牛肉クッパ	460	1.5
	58	カリフラワーのゆずこしょうサラダ	59	0.4	146	かぼちゃとカッテージチーズのサラダ	134	0.4	110	きゅうりと水菜のサラダ	55	0.5	56	ミニトマトのオイルしょうゆあえ	62	0.4
					26	ごはん	234	0								
夕食		**561** kcal (**1.9** g)				**614** kcal (**2.5** g)				**554** kcal (**2.6** g)				**621** kcal (**2.3** g)		
	102	サバのホイル焼き	285	1.2	122	黒酢酢豚	331	1.9	92	サケの南蛮漬け	300	1.8	90	鶏のから揚げ	373	1.6
	86	かぶのトマト煮	42	0.7	141	さやいんげんのザーサイいため	49	0.6	152	なめこと小松菜のみそ汁	20	0.8	153	レタスのとろろこんぶ汁	14	0.7
	26	ごはん	234	0	26	ごはん	234	0	26	ごはん	234	0	26	ごはん	234	0
一日合計		**1515** kcal (**6.0** g)				**1641** kcal (**4.9** g)				**1656** kcal (**5.2** g)				**1573** kcal (**5.8** g)		

	水 ページ	水 料理	水 kcal	水 塩分(g)	木 ページ	木 料理	木 kcal	木 塩分(g)	金 ページ	金 料理	金 kcal	金 塩分(g)	土 ページ	土 料理	土 kcal	土 塩分(g)
朝食		**460** kcal (**1.5** g)				**479** kcal (**1.9** g)				**459** kcal (**1.8** g)				**473** kcal (**2.0** g)		
	46	豆腐のソテーきのこしょうゆ	190	0.9	47	サバ缶しょうがすまし汁	175	1.2	32	ささ身とキャベツ、しめじのカレーいため	177	1.0	44	エッグベネディクト	330	1.3
	40	トマトとレタスのレンジ煮	36	0.6	36	たたき長芋のタラコ酢	70	0.7	144	切りこぶとねぎの煮物	48	0.8	150	にんじんのポタージュ	115	0.7
	26	ごはん	234	0	26	ごはん	234	0	26	ごはん	234	0	40	キウイフルーツ	28	0
昼食		**573** kcal (**2.5** g)				**468** kcal (**1.6** g)				**450** kcal (**0.9** g)				**508** kcal (**2.4** g)		
	80	ガパオライス	525	2.0	81	ジャンバラヤ風混ぜごはん	424	1.0	66	ひよこ豆のトマトソースペンネ	425	0.8	79	鶏大根の中華がゆ	470	1.8
	70	白菜ののりサラダ	48	0.5	68	かぶのレモンマスタードサラダ	44	0.6	96	焼きアスパラガスのチーズあえ	25	0.1	148	青梗菜とサクラエビのしょうがあえ	38	0.6
夕食		**543** kcal (**2.1** g)				**607** kcal (**1.7** g)				**755** kcal (**3.3** g)				**612** kcal (**1.6** g)		
	110	アクアパッツァ	231	1.9	131	鶏肉のミルクシチュー	278	1.4	98	焼きギョーザ	360	1.4	124	ヒレカツ	358	1.5
	64	ズッキーニとくるみのサラダ	78	0.2	16	マッシュルームのサラダ	95	0.3	94	豆苗とにんじんのナムル	61	0.7	143	もやしのカレー酢の物	20	0.1
	26	ごはん	234	0	26	ごはん	234	0	150	豆腐としいたけの酸辣湯風	100	1.2	26	ごはん	234	0
									26	ごはん	234	0				
一日合計		**1576** kcal (**6.1** g)				**1554** kcal (**5.2** g)				**1664** kcal (**6.0** g)				**1593** kcal (**6.0** g)		

春の1カ月献立

1週目

		日				月				火		
朝		朝食 476 kcal (1.8 g)	kcal	塩分(g)		朝食 522 kcal (1.7 g)	kcal	塩分(g)		朝食 532 kcal (1.1 g)	kcal	塩分(g)
	44	キャベツのオープンオムレツ	157	0.6	34	ツナとねぎのいり豆腐	267	1.2	30	サケのレモン塩麹焼き	257	0.9
	20	ヨーグルトポテトサラダ	134	0.5	38	かぶの梅酢あえ	21	0.5	22	もやしと豆苗のあえ物	41	0.2
	20	ロールパン	185	0.7	26	ごはん	234	0	26	ごはん	234	0
昼		昼食 577 kcal (2.6 g)	kcal	塩分(g)		昼食 550 kcal (1.5 g)	kcal	塩分(g)		昼食 559 kcal (2.2 g)	kcal	塩分(g)
	50	豆乳担々めん	559	2.1	68	ドライカレー	519	0.9	52	豚丼	518	1.8
	62	大根のレモン漬け	18	0.5	74	セロリとオリーブのサラダ	31	0.6	144	スナップえんどうのしょうがあえ	41	0.4
夕		夕食 563 kcal (1.8 g)	kcal	塩分(g)		夕食 554 kcal (2.3 g)	kcal	塩分(g)		夕食 550 kcal (2.3 g)	kcal	塩分(g)
	88	サワラとえのき、ほうれん草の煮物	234	1.5	123	鶏肉のカリカリ焼き	287	2.0	132	豆乳シーフードドリア	482	2.0
	142	かぼちゃのにんにくいため	95	0.3	104	パプリカサラダ	33	0.3	147	まいたけのグリル	68	0.3
	26	ごはん	234	0	26	ごはん	234	0				
一日合計		1616 kcal (6.2 g)				1626 kcal (5.5 g)				1641 kcal (5.6 g)		

2週目

		日				月				火		
朝		朝食 445 kcal (1.3 g)	kcal	塩分(g)		朝食 478 kcal (1.4 g)	kcal	塩分(g)		朝食 506 kcal (1.5 g)	kcal	塩分(g)
	22	エビと厚揚げのしょうがいため	198	0.7	46	蒸し鶏とオクラのみょうがオイルあえ	200	1.0	24	アボカドエッグトースト	325	1.0
	26	青梗菜のオイスターソースあえ	13	0.6	32	ブロッコリー豆乳みそ汁	44	0.4	18	セロリとグレープフルーツのマリネ	84	0.3
	26	ごはん	234	0	26	ごはん	234	0	28	ロイヤルミルクティー	97	0.2
昼		昼食 585 kcal (2.7 g)	kcal	塩分(g)		昼食 498 kcal (2.4 g)	kcal	塩分(g)		昼食 455 kcal (2.0 g)	kcal	塩分(g)
	83	ベーグルサンド	419	1.6	54	納豆にらそば	475	2.1	70	エビチリ丼	415	1.6
	120	きのこの豆乳スープ	128	1.1	50	セロリの甘酢あえ	23	0.3	140	豆苗のにんにくいため	40	0.4
	32	オレンジ	38	0								
夕		夕食 548 kcal (2.2 g)	kcal	塩分(g)		夕食 605 kcal (2.2 g)	kcal	塩分(g)		夕食 610 kcal (2.2 g)	kcal	塩分(g)
	94	塩麻婆豆腐	261	1.6	133	ハヤシライス	558	1.8	86	豚のしょうが焼き	338	1.8
	146	ひじきとにんじんのナムル	53	0.6	106	キャベツのスパイスコールスロー	47	0.4	108	にんじんのグリル焼き	38	0.4
	26	ごはん	234	0					26	ごはん	234	0
一日合計		1578 kcal (6.2 g)				1581 kcal (6.0 g)				1571 kcal (5.7 g)		

水・木・金・土 献立表（その1）

	水			木			金			土		
朝	朝食 456kcal (1.5g)	kcal	塩分(g)	朝食 502kcal (1.4g)	kcal	塩分(g)	朝食 449kcal (1.8g)	kcal	塩分(g)	朝食 478kcal (1.0g)	kcal	塩分(g)
	42 小松菜とベーコンの卵いため	197	1.1	38 サケ缶とじゃが芋、豆苗のごま風味いため	259	1.1	20 ささ身とにんじんのレモン蒸し	130	0.7	40 温玉納豆	203	0.8
	34 セロリとパプリカのヨーグルト漬け	25	0.4	42 きゅうりのゆずこしょう酢あえ	9	0.3	146 かぼちゃとカッテージチーズのサラダ	134	0.4	22 もやしと豆苗のあえ物	41	0.2
	26 ごはん	234	0	26 ごはん	234	0	20 ロールパン	185	0.7	26 ごはん	234	0
昼	昼食 592kcal (2.8g)	kcal	塩分(g)	昼食 491kcal (3.3g)	kcal	塩分(g)	昼食 566kcal (2.3g)	kcal	塩分(g)	昼食 442kcal (1.2g)	kcal	塩分(g)
	79 塩焼きそば	474	2.4	60 カレーうどん	447	2.7	81 アヒポキ丼	495	1.4	64 ささ身とミニトマトのハーブいため	154	0.6
	56 ミニトマトのオイルしょうゆあえ	62	0.4	68 かぶのレモンマスタードサラダ	44	0.6	76 わかめとねぎのスープ	71	0.9	140 小松菜のからしマヨあえ	54	0.6
	56 バナナ	56	0							26 ごはん	234	0
夕	夕食 520kcal (1.8g)	kcal	塩分(g)	夕食 619kcal (1.4g)	kcal	塩分(g)	夕食 587kcal (2.1g)	kcal	塩分(g)	夕食 650kcal (2.2g)	kcal	塩分(g)
	128 カツオのエスカベーシュ	215	1.1	106 豚肉のトマトジュース煮	274	0.9	133 ライスロールキャベツ	557	1.9	126 ブリの照り焼き	299	1.4
	152 さつま芋とブロッコリーのトマトおろし汁	71	0.7	112 キドニービーンズとズッキーニのアーリオオーリオ	111	0.5	24 にんにく塩ゆでブロッコリー	30	0.2	153 豚ごぼうみそ汁	117	0.8
	26 ごはん	234	0	26 ごはん	234	0				26 ごはん	234	0
一日合計	1568kcal (6.1g)			1612kcal (6.1g)			1602kcal (6.2g)			1570kcal (4.4g)		

水・木・金・土 献立表（その2）

	水			木			金			土		
朝	朝食 535kcal (1.8g)	kcal	塩分(g)	朝食 414kcal (1.5g)	kcal	塩分(g)	朝食 519kcal (1.6g)	kcal	塩分(g)	朝食 542kcal (1.6g)	kcal	塩分(g)
	44 キャベツのオープンオムレツ	157	0.6	47 メカジキの七味みそ焼き	159	1.0	45 パプリカボート	156	0.9	34 ツナとねぎのいり豆腐	267	1.2
	16 マッシュルームのサラダ	95	0.3	38 かぶの梅酢あえ	21	0.5	104 簡単ミルクスープ	129	0.7	144 スナップえんどうのしょうがあえ	41	0.4
	20 ロールパン	185	0.7	30 茶がゆ	234	0	26 ごはん	234	0	26 ごはん	234	0
	24 カフェオレ	98	0.2									
昼	昼食 479kcal (1.7g)	kcal	塩分(g)	昼食 536kcal (2.3g)	kcal	塩分(g)	昼食 497kcal (1.7g)	kcal	塩分(g)	昼食 628kcal (1.5g)	kcal	塩分(g)
	82 タコビビンバ	443	1.1	52 豚丼	518	1.8	72 シンガポールチキンライス	416	1.1	82 野菜たっぷりミートソーススパゲッティ	596	1.0
	142 レタスのお浸し	36	0.6	62 大根のレモン漬け	18	0.5	151 オクラとコーンのスープ	81	0.6	66 グリーンサラダジンジャードレッシング	32	0.5
夕	夕食 574kcal (2.2g)	kcal	塩分(g)	夕食 625kcal (2.5g)	kcal	塩分(g)	夕食 606kcal (2.8g)	kcal	塩分(g)	夕食 493kcal (2.7g)	kcal	塩分(g)
	131 アップルポークジンジャー	245	1.5	108 豆腐のマカロニグラタン	438	2.0	134 中華丼	545	2.1	137 海鮮ちらしずし	467	2.0
	92 じゃが芋とブロッコリーの煮物	95	0.7	28 キウイとレタスサラダ	70	0.2	94 豆苗とにんじんのナムル	61	0.7	153 かぶのおろし汁	26	0.7
	26 ごはん	234	0	108 くるみパン	117	0.3						
一日合計	1588kcal (5.7g)			1575kcal (6.3g)			1622kcal (6.1g)			1663kcal (5.8g)		

春の1カ月献立

3週目

	日				月				火			
朝	朝食 442kcal (1.0g)		kcal	塩分(g)	朝食 578kcal (1.5g)		kcal	塩分(g)	朝食 475kcal (1.3g)		kcal	塩分(g)
	45	にんじんと豚ひき肉のハーブいため	164	0.6	26	台湾風豆乳スープ	267	0.9	18	トマトとひよこ豆のレンジ煮	163	0.5
	32	ブロッコリー豆乳みそ汁	44	0.4	141	さやいんげんのザーサイいため	49	0.6	16	マッシュルームのサラダ	95	0.3
	26	ごはん	234	0	26	ごはん	234	0	16	蒸し焼きりんご	105	0
					40	キウイフルーツ	28	0	16	トースト	112	0.5
昼	昼食 503kcal (2.7g)		kcal	塩分(g)	昼食 441kcal (1.7g)		kcal	塩分(g)	昼食 499kcal (2.5g)		kcal	塩分(g)
	58	きつね玉丼	418	2.0	76	レバにらいため	161	1.2	78	いためサラダずし	485	1.8
	144	ひじきと三つ葉の白あえ	85	0.7	54	きゅうりとハムの大葉あえ	46	0.5	153	レタスのとろろこんぶ汁	14	0.7
					26	ごはん	234	0				
夕	夕食 609kcal (2.0g)		kcal	塩分(g)	夕食 582kcal (1.6g)		kcal	塩分(g)	夕食 633kcal (2.6g)		kcal	塩分(g)
	118	ボルシチ風煮込み	283	1.5	104	タラのレモンソテー	173	0.9	123	牛肉とねぎのすき煮	341	1.9
	110	きゅうりと水菜のサラダ	55	0.5	148	ひよこ豆と野菜のマリネ	125	0.5	140	にんじんとしらたきのきんぴら	58	0.7
	106	バターライス	271	0	102	トマトごはん	284	0.2	26	ごはん	234	0
一日合計	1554kcal (5.7g)				1601kcal (4.8g)				1607kcal (6.4g)			

4週目

	日				月				火			
朝	朝食 446kcal (1.5g)		kcal	塩分(g)	朝食 467kcal (1.2g)		kcal	塩分(g)	朝食 492kcal (1.5g)		kcal	塩分(g)
	16	豆乳スクランブルエッグ	153	0.6	36	厚揚げともやしのおかかソースいため	208	0.8	46	豆腐のソテーきのこしょうゆ	190	0.9
	18	セロリとグレープフルーツのマリネ	84	0.3	34	セロリとパプリカのヨーグルト漬け	25	0.4	30	いろいろ野菜のマヨきんぴら	68	0.6
	42	パインヨーグルト	97	0.1	26	ごはん	234	0	26	ごはん	234	0
	16	トースト	112	0.5								
昼	昼食 597kcal (1.5g)		kcal	塩分(g)	昼食 519kcal (2.1g)		kcal	塩分(g)	昼食 598kcal (2.9g)		kcal	塩分(g)
	74	トマトとメカジキのスパイスいためライス	454	0.9	62	鶏ごぼう焼きめし	478	2.0	78	お好み焼き	473	2.4
	145	キャベツとじゃが芋の粒マスタードサラダ	143	0.6	60	焼きアスパラガスのチーズあえ	25	0.1	148	ひよこ豆と野菜のマリネ	125	0.5
					112	メロン	16	0				
夕	夕食 593kcal (2.4g)		kcal	塩分(g)	夕食 579kcal (2.8g)		kcal	塩分(g)	夕食 506kcal (1.4g)		kcal	塩分(g)
	129	豆腐のハンバーグ	345	1.7	125	青椒肉絲	293	1.8	112	鶏レバーのカレー粉焼き	193	0.7
	153	レタスのとろろこんぶ汁	14	0.7	98	かきたまスープ	52	1.0	152	ほうれん草と豆腐のミルクみそ汁	79	0.7
	26	ごはん	234	0	26	ごはん	234	0	26	ごはん	234	0
一日合計	1636kcal (5.4g)				1565kcal (6.1g)				1596kcal (5.8g)			

水・木・金・土（1日目の表）

	水 ページ	水 料理	水 kcal	水 塩分(g)	木 ページ	木 料理	木 kcal	木 塩分(g)	金 ページ	金 料理	金 kcal	金 塩分(g)	土 ページ	土 料理	土 kcal	土 塩分(g)
朝食	\-\-	**441kcal（1.0g）**				**518kcal（1.5g）**				**454kcal（1.8g）**				**472kcal（1.0g）**		
	22	エビと厚揚げのしょうがいため	198	0.7	24	アボカドエッグトースト	325	1.0	46	蒸し鶏とオクラのみょうがオイルあえ	200	1.0	36	厚揚げともやしのおかかソースいため	208	0.8
	42	きゅうりのゆずこしょう酢あえ	9	0.3	16	マッシュルームのサラダ	95	0.3	152	なめこと小松菜のみそ汁	20	0.8	24	にんにく塩ゆでブロッコリー	30	0.2
	26	ごはん	234	0	24	カフェオレ	98	0.2	26	ごはん	234	0	26	ごはん	234	0
昼食		**570kcal（2.4g）**				**497kcal（2.3g）**				**503kcal（1.0g）**				**504kcal（1.7g）**		
	54	納豆にらそば	475	2.1	72	シンガポールチキンライス	416	1.1	66	ひよこ豆のトマトソースペンネ	425	0.8	81	アヒポキ丼	495	1.4
	142	かぼちゃのにんにくいため	95	0.3	149	エビとミニトマトのエスニックスープ	81	1.2	64	ズッキーニとくるみのサラダ	78	0.2	42	きゅうりのゆずこしょう酢あえ	9	0.3
夕食		**649kcal（3.1g）**				**572kcal（2.3g）**				**627kcal（3.0g）**				**628kcal（2.9g）**		
	123	鶏肉のカリカリ焼き	287	2.0	92	サケの南蛮漬け	300	1.8	125	青椒肉絲	293	1.8	136	チキンスープカレー	596	2.4
	120	きのこの豆乳スープ	128	1.1	143	ゴーヤのわさび白あえ	38	0.5	150	豆腐としいたけの酸辣湯風	100	1.2	66	グリーンサラダジンジャードレッシング	32	0.5
	26	ごはん	234	0	26	ごはん	234	0	26	ごはん	234	0				
一日合計		**1660kcal（6.5g）**				**1587kcal（6.1g）**				**1584kcal（5.8g）**				**1604kcal（5.6g）**		

水・木・金・土（2日目の表）

	水 ページ	水 料理	水 kcal	水 塩分(g)	木 ページ	木 料理	木 kcal	木 塩分(g)	金 ページ	金 料理	金 kcal	金 塩分(g)	土 ページ	土 料理	土 kcal	土 塩分(g)
朝食		**550kcal（1.8g）**				**532kcal（1.1g）**				**432kcal（1.7g）**				**450kcal（1.4g）**		
	34	ツナとねぎのいり豆腐	267	1.2	45	にんじんと豚ひき肉のハーブいため	164	0.6	18	トマトとひよこ豆のレンジ煮	163	0.5	47	サバ缶しょうがすまし汁	175	1.2
	141	さやいんげんのザーサイいため	49	0.6	20	ヨーグルトポテトサラダ	134	0.5	104	簡単ミルクスープ	129	0.7	22	もやしと豆苗のあえ物	41	0.2
	26	ごはん	234	0	26	ごはん	234	0	40	キウイフルーツ	28	0	26	ごはん	234	0
									16	トースト	112	0.5				
昼食		**430kcal（1.7g）**				**503kcal（2.4g）**				**523kcal（2.4g）**				**605kcal（2.6g）**		
	76	レバにらいため	161	1.2	70	エビチリ丼	415	1.6	78	いためサラダずし	485	1.8	50	豆乳担々めん	559	2.1
	145	きゅうりと焼き油揚げの酢の物	35	0.5	72	切り干し大根のソムタム風	88	0.8	148	青梗菜とサクラエビのしょうがあえ	38	0.6	54	きゅうりとハムの大葉あえ	46	0.5
	26	ごはん	234	0												
夕食		**651kcal（1.9g）**				**590kcal（2.4g）**				**606kcal（2.4g）**				**601kcal（1.1g）**		
	132	トマトチーズリゾット	508	1.3	110	アクアパッツァ	231	1.9	86	豚のしょうが焼き	338	1.8	130	豚肉のピカタ	334	0.8
	145	キャベツとじゃが芋の粒マスタードサラダ	143	0.6	148	ひよこ豆と野菜のマリネ	125	0.5	141	なすのレモンだし煮	34	0.6	104	パプリカサラダ	33	0.3
					26	ごはん	234	0	26	ごはん	234	0	26	ごはん	234	0
一日合計		**1631kcal（5.4g）**				**1625kcal（5.9g）**				**1561kcal（6.5g）**				**1656kcal（5.1g）**		

夏の1カ月献立

1週目

	ページ	日	kcal	塩分(g)	ページ	月	kcal	塩分(g)	ページ	火	kcal	塩分(g)
朝		朝食 494kcal (1.5g)				朝食 411kcal (2.0g)				朝食 492kcal (1.4g)		
	40	温玉納豆	203	0.8	45	パプリカボート	156	0.9	32	ささ身とキャベツ、しめじのカレーいため	177	1.0
	143	ピーマンとえのきの煮物	57	0.7	145	キャベツとじゃが芋の粒マスタードサラダ	143	0.6	34	セロリとパプリカのヨーグルト漬け	25	0.4
	26	ごはん	234	0	16	トースト	112	0.5	56	バナナ	56	0
									26	ごはん	234	0
昼		昼食 608kcal (3.1g)				昼食 538kcal (1.5g)				昼食 544kcal (2.5g)		
	80	冷やし中華あえそば	561	2.4	81	ジャンバラヤ風混ぜごはん	424	1.0	62	鶏ごぼう焼きめし	478	2.0
	102	わかめとみょうがのすまし汁	47	0.7	147	オクラとミニトマトのモッツァレラチーズサラダ	114	0.5	146	サニーレタスのチョレギサラダ	66	0.5
夕		夕食 542kcal (1.7g)				夕食 628kcal (2.8g)				夕食 535kcal (2.0g)		
	127	なすのラザニア風重ね焼き	355	1.2	96	漬けマグロサラダ	292	1.6	94	塩麻婆豆腐	261	1.6
	142	白菜とパインのアジアンサラダ	70	0.2	98	かきたまスープ	52	1.0	140	豆苗のにんにくいため	40	0.4
	108	くるみパン	117	0.3	102	トマトごはん	284	0.2	26	ごはん	234	0
一日合計		1644kcal (6.3g)				1577kcal (6.3g)				1571kcal (5.9g)		

2週目

	ページ	日	kcal	塩分(g)	ページ	月	kcal	塩分(g)	ページ	火	kcal	塩分(g)
朝		朝食 515kcal (1.3g)				朝食 479kcal (1.9g)				朝食 385kcal (1.5g)		
	30	サケのレモン塩麹焼き	257	0.9	42	小松菜とベーコンの卵いため	197	1.1	28	エッグスラット	210	0.9
	141	つるむらさきのごましょうがあえ	24	0.4	144	切りこぶとねぎの煮物	48	0.8	60	焼きアスパラガスのチーズあえ	25	0.1
	26	ごはん	234	0	26	ごはん	234	0	28	カリカリトースト	112	0.5
									32	オレンジ	38	0
昼		昼食 437kcal (2.3g)				昼食 477kcal (1.2g)				昼食 535kcal (2.8g)		
	56	鶏だし茶漬け	395	1.8	74	トマトとメカジキのスパイスいためライス	454	0.9	78	お好み焼き	473	2.4
	52	もやしの青のりいため	42	0.5	50	セロリの甘酢あえ	23	0.3	56	ミニトマトのオイルしょうゆあえ	62	0.4
夕		夕食 626kcal (2.6g)				夕食 692kcal (2.7g)				夕食 625kcal (2.1g)		
	122	黒酢酢豚	331	1.9	135	プルコギごはん	611	2.1	90	鶏のから揚げ	373	1.6
	94	豆苗とにんじんのナムル	61	0.7	151	オクラとコーンのスープ	81	0.6	62	大根のレモン漬け	18	0.5
	26	ごはん	234	0					26	ごはん	234	0
一日合計		1578kcal (6.2g)				1648kcal (5.8g)				1545kcal (6.4g)		

水

朝食 537 kcal（1.5 g）

ページ		kcal	塩分(g)
26	台湾風豆乳スープ	267	0.9
40	トマトとレタスのレンジ煮	36	0.6
26	ごはん	234	0

昼食 627 kcal（1.6 g）

ページ		kcal	塩分(g)
82	野菜たっぷりミートソーススパゲッティ	596	1.0
74	セロリとオリーブのサラダ	31	0.6

夕食 458 kcal（1.4 g）

ページ		kcal	塩分(g)
112	鶏レバーのカレー粉焼き	193	0.7
90	なめこおろし	31	0.7
26	ごはん	234	0

一日合計 1622 kcal（4.5 g）

木

朝食 399 kcal（2.3 g）

ページ		kcal	塩分(g)
47	メカジキの七味みそ焼き	159	1.0
26	青梗菜のオイスターソースあえ	13	0.6
22	鶏がら中華がゆ	227	0.7

昼食 560 kcal（1.9 g）

ページ		kcal	塩分(g)
83	牛肉クッパ	460	1.5
56	ミニトマトのオイルしょうゆあえ	62	0.4
32	オレンジ	38	0

夕食 608 kcal（1.0 g）

ページ		kcal	塩分(g)
116	かぼちゃと豚肉のチーズ焼き	288	0.8
118	エリンギバター焼き	86	0.2
26	ごはん	234	0

一日合計 1567 kcal（5.2 g）

金

朝食 435 kcal（1.0 g）

ページ		kcal	塩分(g)
44	キャベツのオープンオムレツ	157	0.6
32	ブロッコリー豆乳みそ汁	44	0.4
26	ごはん	234	0

昼食 516 kcal（2.9 g）

ページ		kcal	塩分(g)
79	塩焼きそば	474	2.4
116	ほうれん草とツナのあえ物	42	0.5

夕食 583 kcal（2.2 g）

ページ		kcal	塩分(g)
120	マグロステーキ	219	1.0
64	ズッキーニとくるみのサラダ	78	0.2
98	かきたまスープ	52	1.0
26	ごはん	234	0

一日合計 1534 kcal（6.1 g）

土

朝食 459 kcal（1.4 g）

ページ		kcal	塩分(g)
20	ささ身とにんじんのレモン蒸し	130	0.7
92	じゃが芋とブロッコリーの煮物	95	0.7
26	ごはん	234	0

昼食 517 kcal（2.9 g）

ページ		kcal	塩分(g)
60	カレーうどん	447	2.7
28	キウイとレタスサラダ	70	0.2

夕食 661 kcal（2.2 g）

ページ		kcal	塩分(g)
98	焼きギョーザ	360	1.4
143	もやしのカレー酢の物	20	0.1
102	わかめとみょうがのすまし汁	47	0.7
26	ごはん	234	0

一日合計 1637 kcal（6.5 g）

水

朝食 516 kcal（1.4 g）

ページ		kcal	塩分(g)
38	サケ缶とじゃが芋、豆苗のごま風味いため	259	1.1
50	セロリの甘酢あえ	23	0.3
26	ごはん	234	0

昼食 586 kcal（2.5 g）

ページ		kcal	塩分(g)
80	冷やし中華あえそば	561	2.4
60	焼きアスパラガスのチーズあえ	25	0.1

夕食 512 kcal（2.3 g）

ページ		kcal	塩分(g)
110	アクアパッツァ	231	1.9
106	キャベツのスパイスコールスロー	47	0.4
26	ごはん	234	0

一日合計 1614 kcal（6.2 g）

木

朝食 470 kcal（1.6 g）

ページ		kcal	塩分(g)
46	蒸し鶏とオクラのみょうがオイルあえ	200	1.0
142	レタスのお浸し	36	0.6
26	ごはん	234	0

昼食 553 kcal（2.0 g）

ページ		kcal	塩分(g)
83	ベーグルサンド	419	1.6
146	かぼちゃとカッテージチーズのサラダ	134	0.4

夕食 613 kcal（2.3 g）

ページ		kcal	塩分(g)
133	ハヤシライス	558	1.8
110	きゅうりと水菜のサラダ	55	0.5

一日合計 1636 kcal（5.9 g）

金

朝食 569 kcal（1.8 g）

ページ		kcal	塩分(g)
34	ツナとねぎのいり豆腐	267	1.2
30	いろいろ野菜のマヨきんぴら	68	0.6
26	ごはん	234	0

昼食 553 kcal（2.1 g）

ページ		kcal	塩分(g)
81	アヒポキ丼	495	1.4
140	にんじんとしらたきのきんぴら	58	0.7

夕食 540 kcal（1.4 g）

ページ		kcal	塩分(g)
106	豚肉のトマトジュース煮	274	0.9
66	グリーンサラダジンジャードレッシング	32	0.5
26	ごはん	234	0

一日合計 1662 kcal（5.3 g）

土

朝食 540 kcal（1.6 g）

ページ		kcal	塩分(g)
18	トマトとひよこ豆のレンジ煮	163	0.5
16	マッシュルームのサラダ	95	0.3
42	パインヨーグルト	97	0.1
20	ロールパン	185	0.7

昼食 456 kcal（2.5 g）

ページ		kcal	塩分(g)
58	きつね玉丼	418	2.0
143	ゴーヤのわさび白あえ	38	0.5

夕食 574 kcal（2.2 g）

ページ		kcal	塩分(g)
92	サケの南蛮漬け	300	1.8
140	豆苗のにんにくいため	40	0.4
26	ごはん	234	0

一日合計 1570 kcal（6.3 g）

夏の 1ヵ月献立

3週目

		日	kcal	塩分(g)		月	kcal	塩分(g)		火	kcal	塩分(g)
朝		朝食 564 kcal (2.0 g)				朝食 449 kcal (1.3 g)				朝食 425 kcal (1.5 g)		
	44	エッグベネディクト	330	1.3	46	豆腐のソテー きのこしょうゆ	190	0.9	16	豆乳スクランブルエッグ	153	0.6
	104	簡単ミルクスープ	129	0.7	34	セロリとパプリカのヨーグルト漬け	25	0.4	60	焼きアスパラガスのチーズあえ	25	0.1
	16	蒸し焼きりんご	105	0	26	ごはん	234	0	20	ロールパン	185	0.7
									18	ミックスベリーヨーグルト	62	0.1
昼		昼食 423 kcal (1.1 g)				昼食 589 kcal (1.1 g)				昼食 524 kcal (1.7 g)		
	64	ささ身とミニトマトのハーブいため	154	0.6	68	ドライカレー	519	0.9	82	タコビビンバ	443	1.1
	145	きゅうりと焼き油揚げの酢の物	35	0.5	28	キウイとレタスサラダ	70	0.2	151	オクラとコーンのスープ	81	0.6
	26	ごはん	234	0								
夕		夕食 637 kcal (2.3 g)				夕食 560 kcal (1.6 g)				夕食 674 kcal (2.0 g)		
	100	ピーマンの肉詰め	306	1.7	128	カツオのエスカベーシュ	215	1.1	129	豆腐のハンバーグ	345	1.7
	106	キャベツのスパイスコールスロー	47	0.4	112	キドニービーンズとズッキーニのアーリオオーリオ	111	0.5	142	かぼちゃのにんにくいため	95	0.3
	102	トマトごはん	284	0.2	26	ごはん	234	0	26	ごはん	234	0
一日合計		1624 kcal (5.4 g)				1598 kcal (4.0 g)				1623 kcal (5.2 g)		

4週目

		日	kcal	塩分(g)		月	kcal	塩分(g)		火	kcal	塩分(g)
朝		朝食 466 kcal (1.2 g)				朝食 495 kcal (1.3 g)				朝食 407 kcal (1.7 g)		
	36	厚揚げともやしのおかかソースいため	208	0.8	32	ささ身とキャベツ、しめじのカレーいため	177	1.0	45	パプリカボート	156	0.9
	141	つるむらさきのごましょうがあえ	24	0.4	18	セロリとグレープフルーツのマリネ	84	0.3	20	ヨーグルトポテトサラダ	134	0.5
	26	ごはん	234	0	26	ごはん	234	0	108	くるみパン	117	0.3
昼		昼食 552 kcal (2.4 g)				昼食 532 kcal (2.8 g)				昼食 571 kcal (2.5 g)		
	52	豚丼	518	1.8	54	納豆にらそば	475	2.1	80	ガパオライス	525	2.0
	141	なすのレモンだし煮	34	0.6	143	ピーマンとえのきの煮物	57	0.7	54	きゅうりとハムの大葉あえ	46	0.5
夕		夕食 557 kcal (2.8 g)				夕食 547 kcal (1.5 g)				夕食 593 kcal (2.0 g)		
	137	海鮮ちらしずし	467	2.0	114	鶏肉とトマトのモッツァレラチーズ焼き	280	1.2	131	アップルポークジンジャー	245	1.5
	96	たたき長芋のすまし汁	74	0.8	104	パプリカサラダ	33	0.3	147	オクラとミニトマトのモッツァレラチーズサラダ	114	0.5
	112	メロン	16	0	26	ごはん	234	0	26	ごはん	234	0
一日合計		1575 kcal (6.4 g)				1574 kcal (5.6 g)				1571 kcal (6.2 g)		

水・木・金・土（1）

朝

曜日	朝食計	ページ	料理	kcal	塩分(g)
水	565kcal (1.6g)	42	小松菜とベーコンの卵いため	197	1.1
		20	ヨーグルトポテトサラダ	134	0.5
		26	ごはん	234	0
木	498kcal (1.8g)	28	エッグスラット	210	0.9
		64	ズッキーニとくるみのサラダ	78	0.2
		28	カリカリトースト	112	0.5
		24	カフェオレ	98	0.2
金	432kcal (1.3g)	20	ささ身とにんじんのレモン蒸し	130	0.7
		30	いろいろ野菜のマヨきんぴら	68	0.6
		26	ごはん	234	0
土	446kcal (1.4g)	22	エビと厚揚げのしょうがいため	198	0.7
		153	レタスのとろろこんぶ汁	14	0.7
		26	ごはん	234	0

昼

曜日	昼食計	ページ	料理	kcal	塩分(g)
水	506kcal (3.1g)	60	カレーうどん	447	2.7
		58	カリフラワーのゆずこしょうサラダ	59	0.4
木	532kcal (2.5g)	78	いためサラダずし	485	1.8
		102	わかめとみょうがのすまし汁	47	0.7
金	559kcal (3.1g)	79	塩焼きそば	474	2.4
		144	ひじきと三つ葉の白あえ	85	0.7
土	478kcal (2.0g)	83	牛肉クッパ	460	1.5
		62	大根のレモン漬け	18	0.5

夕

曜日	夕食計	ページ	料理	kcal	塩分(g)
水	564kcal (1.8g)	128	カツオのエスカベーシュ	215	1.1
		150	にんじんのポタージュ	115	0.7
		26	ごはん	234	0
木	621kcal (1.7g)	127	なすのラザニア風重ね焼き	355	1.2
		66	グリーンサラダジンジャードレッシング	32	0.5
		26	ごはん	234	0
金	571kcal (2.0g)	126	ブリの照り焼き	299	1.4
		148	青梗菜とサクラエビのしょうがあえ	38	0.6
		26	ごはん	234	0
土	696kcal (2.5g)	129	豆腐のハンバーグ	345	1.7
		153	豚ごぼうみそ汁	117	0.8
		26	ごはん	234	0

一日合計	水	木	金	土
	1635kcal (6.5g)	1651kcal (6.0g)	1562kcal (6.4g)	1620kcal (5.9g)

水・木・金・土（2）

朝

曜日	朝食計	ページ	料理	kcal	塩分(g)
水	471kcal (2.1g)	16	豆乳スクランブルエッグ	153	0.6
		40	トマトとレタスのレンジ煮	36	0.6
		20	ロールパン	185	0.7
		28	ロイヤルミルクティー	97	0.2
木	495kcal (1.5g)	40	温玉納豆	203	0.8
		140	にんじんとしらたきのきんぴら	58	0.7
		26	ごはん	234	0
金	515kcal (1.9g)	34	ツナとねぎのいり豆腐	267	1.2
		153	レタスのとろろこんぶ汁	14	0.7
		26	ごはん	234	0
土	446kcal (1.6g)	47	メカジキの七味みそ焼き	159	1.0
		146	ひじきとにんじんのナムル	53	0.6
		26	ごはん	234	0

昼

曜日	昼食計	ページ	料理	kcal	塩分(g)
水	420kcal (1.6g)	76	レバにらいため	161	1.2
		34	セロリとパプリカのヨーグルト漬け	25	0.4
		26	ごはん	234	0
木	568kcal (1.4g)	66	ひよこ豆のトマトソースペンネ	425	0.8
		145	キャベツとじゃが芋の粒マスタードサラダ	143	0.6
金	461kcal (2.1g)	70	エビチリ丼	415	1.6
		54	きゅうりとハムの大葉あえ	46	0.5
土	473kcal (2.2g)	56	鶏だし茶漬け	395	1.8
		140	豆苗のにんにくいため	40	0.4
		32	オレンジ	38	0

夕

曜日	夕食計	ページ	料理	kcal	塩分(g)
水	674kcal (2.6g)	96	漬けマグロサラダ	292	1.6
		145	揚げだし大根	53	0.7
		142	かぼちゃのにんにくいため	95	0.3
		26	ごはん	234	0
木	550kcal (1.9g)	102	サバのホイル焼き	285	1.2
		90	なめこおろし	31	0.7
		26	ごはん	234	0
金	628kcal (2.0g)	118	ボルシチ風煮込み	283	1.5
		112	キドニービーンズとズッキーニのアーリオオーリオ	111	0.5
		26	ごはん	234	0
土	671kcal (2.2g)	124	ヒレカツ	358	1.5
		152	ほうれん草と豆腐のミルクみそ汁	79	0.7
		26	ごはん	234	0

一日合計	水	木	金	土
	1565kcal (6.3g)	1613kcal (4.8g)	1604kcal (6.0g)	1590kcal (6.0g)

秋の1カ月献立

1週目

		日				月				火		
	ページ		kcal	塩分(g)	ページ		kcal	塩分(g)	ページ		kcal	塩分(g)
朝		朝食 478kcal (1.5g)				朝食 562kcal (1.6g)				朝食 511kcal (1.7g)		
	46	豆腐のソテー きのこしょうゆ	190	0.9	26	台湾風豆乳スープ	267	0.9	30	サケの レモン塩麹焼き	257	0.9
	140	小松菜の からしマヨあえ	54	0.6	94	豆苗とにんじんの ナムル	61	0.7	152	なめこと小松菜の みそ汁	20	0.8
	26	ごはん	234	0	26	ごはん	234	0	26	ごはん	234	0
昼		昼食 508kcal (1.3g)				昼食 520kcal (2.5g)				昼食 441kcal (2.3g)		
	81	ジャンバラヤ風 混ぜごはん	424	1.0	62	鶏ごぼう焼きめし	478	2.0	58	きつね玉丼	418	2.0
	18	セロリとグレープ フルーツのマリネ	84	0.3	52	もやしの青のりいため	42	0.5	50	セロリの甘酢あえ	23	0.3
夕		夕食 643kcal (2.9g)				夕食 561kcal (2.1g)				夕食 623kcal (2.0g)		
	123	鶏肉のカリカリ焼き	287	2.0	94	塩麻婆豆腐	261	1.6	132	トマトチーズリゾット	508	1.3
	88	れんこんの ガーリックいため	122	0.9	146	サニーレタスの チョレギサラダ	66	0.5	147	まいたけのグリル	68	0.3
	26	ごはん	234	0	26	ごはん	234	0	106	キャベツの スパイスコールスロー	47	0.4
一日合計		1629kcal (5.7g)				1643kcal (6.2g)				1575kcal (6.0g)		

2週目

		日				月				火		
	ページ		kcal	塩分(g)	ページ		kcal	塩分(g)	ページ		kcal	塩分(g)
朝		朝食 422kcal (0.9g)				朝食 454kcal (1.7g)				朝食 430kcal (1.7g)		
	18	トマトとひよこ豆の レンジ煮	163	0.5	24	アボカド エッグトースト	325	1.0	47	サバ缶 しょうがすまし汁	175	1.2
	34	セロリとパプリカの ヨーグルト漬け	25	0.4	104	簡単ミルクスープ	129	0.7	38	かぶの梅酢あえ	21	0.5
	26	ごはん	234	0					26	ごはん	234	0
昼		昼食 607kcal (2.6g)				昼食 463kcal (1.2g)				昼食 538kcal (1.9g)		
	50	豆乳担々めん	559	2.1	74	トマトとメカジキの スパイスいためライス	454	0.9	52	豚丼	518	1.8
	70	白菜ののりサラダ	48	0.5	42	きゅうりの ゆずこしょう酢あえ	9	0.3	143	もやしのカレー酢の物	20	0.1
夕		夕食 585kcal (2.2g)				夕食 649kcal (2.7g)				夕食 566kcal (2.7g)		
	104	タラのレモンソテー	173	0.9	123	牛肉とねぎのすき煮	341	1.9	132	豆乳シーフードドリア	482	2.0
	120	きのこの豆乳スープ	128	1.1	96	たたき長芋のすまし汁	74	0.8	149	きのこのガーリック 白ワイン蒸し	84	0.7
	102	トマトごはん	284	0.2	26	ごはん	234	0				
一日合計		1614kcal (5.7g)				1566kcal (5.6g)				1534kcal (6.3g)		

水・木・金・土（上段）

朝食

	水 朝食 439kcal (0.8g)		木 朝食 486kcal (1.2g)		金 朝食 523kcal (1.6g)		土 朝食 425kcal (1.6g)	
ページ	料理（kcal / 塩分g）		料理（kcal / 塩分g）		料理（kcal / 塩分g）		料理（kcal / 塩分g）	
45	にんじんと豚ひき肉のハーブいため	164 0.6	36 厚揚げともやしのおかかソースいため	208 0.8	45 パプリカボート	156 0.9	44 エッグベネディクト	330 1.3
22	もやしと豆苗のあえ物	41 0.2	32 ブロッコリー豆乳みそ汁	44 0.4	142 レタスのお浸し	36 0.6	16 マッシュルームのサラダ	95 0.3
26	ごはん	234 0	26 ごはん	234 0	42 パインヨーグルト	97 0.1		
					26 ごはん	234 0		

昼食

	水 昼食 509kcal (2.7g)		木 昼食 505kcal (1.5g)		金 昼食 447kcal (1.0g)		土 昼食 498kcal (2.1g)	
54	納豆にらそば	475 2.1	82 タコビビンバ	443 1.1	64 ささ身とミニトマトのハーブいため	154 0.6	62 鶏ごぼう焼きめし	478 2.0
141	なすのレモンだし煮	34 0.6	56 ミニトマトのオイルしょうゆあえ	62 0.4	58 カリフラワーのゆずこしょうサラダ	59 0.4	143 もやしのカレー酢の物	20 0.1
					26 ごはん	234 0		

夕食

	水 夕食 619kcal (2.7g)		木 夕食 606kcal (1.5g)		金 夕食 683kcal (2.3g)		土 夕食 695kcal (2.4g)	
136	チキンスープカレー	596 2.4	116 かぼちゃと豚肉のチーズ焼き	288 0.8	100 ピーマンの肉詰め	306 1.7	135 プルコギごはん	611 2.1
50	セロリの甘酢あえ	23 0.3	149 きのこのガーリック白ワイン蒸し	84 0.7	145 キャベツとじゃが芋の粒マスタードサラダ	143 0.6	18 セロリとグレープフルーツのマリネ	84 0.3
			26 ごはん	234 0	26 ごはん	234 0		

一日合計	水 1567kcal (6.2g)	木 1597kcal (4.2g)	金 1653kcal (4.9g)	土 1618kcal (6.1g)

水・木・金・土（下段）

朝食

	水 朝食 441kcal (1.2g)		木 朝食 425kcal (1.6g)		金 朝食 445kcal (2.0g)		土 朝食 526kcal (1.4g)	
32	ささ身とキャベツ、しめじのカレーいため	177 1.0	16 豆乳スクランブルエッグ	153 0.6	47 メカジキの七味みそ焼き	159 1.0	30 サケのレモン塩麹焼き	257 0.9
24	にんにく塩ゆででブロッコリー	30 0.2	110 きゅうりと水菜のサラダ	55 0.5	98 かきたまスープ	52 1.0	145 きゅうりと焼き油揚げの酢の物	35 0.5
26	ごはん	234 0	16 トースト	112 0.5	26 ごはん	234 0	26 ごはん	234 0
			16 蒸し焼きりんご	105 0				

昼食

	水 昼食 545kcal (2.1g)		木 昼食 542kcal (2.5g)		金 昼食 631kcal (1.8g)		土 昼食 476kcal (2.7g)	
80	ガパオライス	525 2.0	78 いためサラダずし	485 1.8	82 野菜たっぷりミートソーススパゲッティ	596 1.0	58 きつね玉丼	418 2.0
143	もやしのカレー酢の物	20 0.1	143 ピーマンとえのきの煮物	57 0.7	114 オニオンスープ	35 0.8	140 にんじんとしらたきのきんぴら	58 0.7

夕食

	水 夕食 634kcal (3.0g)		木 夕食 639kcal (1.5g)		金 夕食 597kcal (2.0g)		土 夕食 567kcal (1.8g)	
92	サケの南蛮漬け	300 1.8	130 豚肉のピカタ	334 0.8	125 青椒肉絲	293 1.8	114 鶏肉とトマトのモッツァレラチーズ焼き	280 1.2
150	豆腐としいたけの酸辣湯風	100 1.2	152 さつま芋とブロッコリーのトマトおろし汁	71 0.7	142 白菜とパインのアジアンサラダ	70 0.2	151 ごぼうとベーコンのスープ	53 0.6
26	ごはん	234 0	26 ごはん	234 0	26 ごはん	234 0	26 ごはん	234 0

一日合計	水 1620kcal (6.3g)	木 1606kcal (5.6g)	金 1673kcal (5.8g)	土 1569kcal (5.9g)

春夏秋冬献立カレンダー・秋

秋の1カ月献立

3週目

		日	kcal	塩分(g)		月	kcal	塩分(g)		火	kcal	塩分(g)
朝食		501 kcal (1.8 g)				541 kcal (1.9 g)				456 kcal (1.8 g)		
	42	小松菜とベーコンの卵いため	197	1.1	38	サケ缶とじゃが芋、豆苗のごま風味いため	259	1.1	44	キャベツのオープンオムレツ	157	0.6
	36	たたき長芋のタラコ酢	70	0.7	144	切りこぶとねぎの煮物	48	0.8	147	オクラとミニトマトのモッツァレラチーズサラダ	114	0.5
	26	ごはん	234	0	26	ごはん	234	0	20	ロールパン	185	0.7
昼食		482 kcal (1.7 g)				463 kcal (2.2 g)				523 kcal (2.4 g)		
	72	シンガポールチキンライス	416	1.1	83	ベーグルサンド	419	1.6	79	鶏大根の中華がゆ	470	1.8
	148	青梗菜とサクラエビのしょうがあえ	38	0.6	68	かぶのレモンマスタードサラダ	44	0.6	146	ひじきとにんじんのナムル	53	0.6
	40	キウイフルーツ	28	0								
夕食		553 kcal (2.5 g)				590 kcal (1.6 g)				592 kcal (2.1 g)		
	110	アクアパッツァ	231	1.9	131	鶏肉のミルクシチュー	278	1.4	120	マグロステーキ	219	1.0
	108	にんじんのグリル焼き	38	0.4	64	ズッキーニとくるみのサラダ	78	0.2	151	じっくりいため玉ねぎのスープ	71	0.8
	102	トマトごはん	284	0.2	26	ごはん	234	0	147	まいたけのグリル	68	0.3
									26	ごはん	234	0
一日合計		1536 kcal (6.0 g)				1594 kcal (5.7 g)				1571 kcal (6.3 g)		

4週目

		日	kcal	塩分(g)		月	kcal	塩分(g)		火	kcal	塩分(g)
朝食		427 kcal (1.7 g)				429 kcal (1.0 g)				450 kcal (1.4 g)		
	47	サバ缶しょうがすまし汁	175	1.2	18	トマトとひよこ豆のレンジ煮	163	0.5	40	温玉納豆	203	0.8
	62	大根のレモン漬け	18	0.5	66	グリーンサラダジンジャードレッシング	32	0.5	26	青梗菜のオイスターソースあえ	13	0.6
	26	ごはん	234	0	26	ごはん	234	0	26	ごはん	234	0
昼食		590 kcal (3.2 g)				544 kcal (1.3 g)				509 kcal (2.1 g)		
	78	お好み焼き	473	2.4	68	ドライカレー	519	0.9	81	アヒポキ丼	495	1.4
	153	豚ごぼうみそ汁	117	0.8	34	セロリとパプリカのヨーグルト漬け	25	0.4	153	レタスのとろろこんぶ汁	14	0.7
夕食		550 kcal (1.4 g)				659 kcal (2.7 g)				646 kcal (2.6 g)		
	106	豚肉のトマトジュース煮	274	0.9	108	豆腐のマカロニグラタン	438	2.0	86	豚のしょうが焼き	338	1.8
	116	ほうれん草とツナのあえ物	42	0.5	147	れんこんのバルサミコ酢いため	104	0.4	96	たたき長芋のすまし汁	74	0.8
	26	ごはん	234	0	108	くるみパン	117	0.3	26	ごはん	234	0
一日合計		1567 kcal (6.3 g)				1632 kcal (5.0 g)				1605 kcal (6.1 g)		

水

ページ	料理	kcal	塩分(g)
朝食	398kcal(1.8g)		
44	キャベツのオープンオムレツ	157	0.6
104	簡単ミルクスープ	129	0.7
16	トースト	112	0.5
昼食	532kcal(2.2g)		
79	鶏大根の中華がゆ	470	1.8
148	こんにゃくと春菊のコチュジャンあえ	62	0.4
夕食	613kcal(2.4g)		
122	黒酢酢豚	331	1.9
70	白菜ののりサラダ	48	0.5
26	ごはん	234	0
一日合計	1543kcal(6.4g)		

木

ページ	料理	kcal	塩分(g)
朝食	428kcal(0.8g)		
45	にんじんと豚ひき肉のハーブいため	164	0.6
24	にんにく塩ゆでブロッコリー	30	0.2
26	ごはん	234	0
昼食	512kcal(3.0g)		
60	カレーうどん	447	2.7
42	きゅうりのゆずこしょう酢あえ	9	0.3
56	バナナ	56	0
夕食	619kcal(1.8g)		
132	トマトチーズリゾット	508	1.3
112	キドニービーンズとズッキーニのアーリオオーリオ	111	0.5
一日合計	1559kcal(5.6g)		

金

ページ	料理	kcal	塩分(g)
朝食	506kcal(1.7g)		
16	豆乳スクランブルエッグ	153	0.6
28	キウイとレタスサラダ	70	0.2
20	ロールパン	185	0.7
24	カフェオレ	98	0.2
昼食	559kcal(2.6g)		
78	いためサラダずし	485	1.8
96	たたき長芋のすまし汁	74	0.8
夕食	512kcal(1.4g)		
112	鶏レバーのカレー粉焼き	193	0.7
144	ひじきと三つ葉の白あえ	85	0.7
26	ごはん	234	0
一日合計	1577kcal(5.7g)		

土

ページ	料理	kcal	塩分(g)
朝食	425kcal(1.7g)		
32	ささ身とキャベツ、しめじのカレーいため	177	1.0
153	レタスのとろろこんぶ汁	14	0.7
26	ごはん	234	0
昼食	588kcal(2.0g)		
52	豚丼	518	1.8
142	白菜とパインのアジアンサラダ	70	0.2
夕食	586kcal(2.4g)		
132	豆乳シーフードドリア	482	2.0
147	れんこんのバルサミコ酢いため	104	0.4
一日合計	1599kcal(6.1g)		

水

ページ	料理	kcal	塩分(g)
朝食	449kcal(1.6g)		
42	小松菜とベーコンの卵いため	197	1.1
62	大根のレモン漬け	18	0.5
26	ごはん	234	0
昼食	499kcal(2.8g)		
79	塩焼きそば	474	2.4
34	セロリとパプリカのヨーグルト漬け	25	0.4
夕食	653kcal(2.1g)		
133	ハヤシライス	558	1.8
16	マッシュルームのサラダ	95	0.3
一日合計	1601kcal(6.5g)		

木

ページ	料理	kcal	塩分(g)
朝食	491kcal(1.4g)		
36	厚揚げともやしのおかかソースいため	208	0.8
141	さやいんげんのザーサイいため	49	0.6
26	ごはん	234	0
昼食	495kcal(2.4g)		
76	レバにらいため	161	1.2
150	豆腐としいたけの酸辣湯風	100	1.2
26	ごはん	234	0
夕食	562kcal(2.2g)		
120	マグロステーキ	219	1.0
108	にんじんのグリル焼き	38	0.4
151	じっくりいため玉ねぎのスープ	71	0.8
26	ごはん	234	0
一日合計	1548kcal(6.0g)		

金

ページ	料理	kcal	塩分(g)
朝食	555kcal(1.8g)		
34	ツナとねぎのいり豆腐	267	1.2
140	小松菜のからしマヨあえ	54	0.6
26	ごはん	234	0
昼食	559kcal(1.2g)		
66	ひよこ豆のトマトソースペンネ	425	0.8
146	かぼちゃとカッテージチーズのサラダ	134	0.4
夕食	546kcal(1.9g)		
104	タラのレモンソテー	173	0.9
147	まいたけのグリル	68	0.3
152	さつま芋とブロッコリーのトマトおろし汁	71	0.7
26	ごはん	234	0
一日合計	1660kcal(4.9g)		

土

ページ	料理	kcal	塩分(g)
朝食	458kcal(1.7g)		
24	アボカドエッグトースト	325	1.0
40	トマトとレタスのレンジ煮	36	0.6
42	パインヨーグルト	97	0.1
昼食	481kcal(2.1g)		
70	エビチリ丼	415	1.6
146	サニーレタスのチョレギサラダ	66	0.5
夕食	644kcal(2.4g)		
90	鶏のから揚げ	373	1.6
100	春菊と大根のごまみそ汁	37	0.8
26	ごはん	234	0
一日合計	1583kcal(6.2g)		

冬の1ヵ月献立

1週目

		日	kcal	塩分(g)		月	kcal	塩分(g)		火	kcal	塩分(g)
朝食		479kcal (2.0g)				519kcal (1.8g)				478kcal (1.0g)		
	22	エビと厚揚げのしょうがいため	198	0.7	38	サケ缶とじゃが芋、豆苗のごま風味いため	259	1.1	40	温玉納豆	203	0.8
	140	小松菜のからしマヨあえ	54	0.6	153	かぶのおろし汁	26	0.7	22	もやしと豆苗のあえ物	41	0.2
	22	鶏がら中華がゆ	227	0.7	26	ごはん	234	0	26	ごはん	234	0
昼食		498kcal (1.5g)				573kcal (2.3g)				621kcal (2.5g)		
	74	トマトとメカジキのスパイスいためライス	454	0.9	62	鶏ごぼう焼きめし	478	2.0	50	豆乳担々めん	559	2.1
	68	かぶのレモンマスタードサラダ	44	0.6	142	かぼちゃのにんにくいため	95	0.3	56	ミニトマトのオイルしょうゆあえ	62	0.4
夕食		637kcal (1.9g)				521kcal (2.2g)				507kcal (2.4g)		
	131	鶏肉のミルクシチュー	278	1.4	88	サワラとえのき、ほうれん草の煮物	234	1.5	110	アクアパッツァ	231	1.9
	148	ひよこ豆と野菜のマリネ	125	0.5	145	揚げだし大根	53	0.7	116	ほうれん草とツナのあえ物	42	0.5
	26	ごはん	234	0	26	ごはん	234	0	26	ごはん	234	0
一日合計		1614kcal (5.4g)				1613kcal (6.3g)				1606kcal (5.9g)		

2週目

		日	kcal	塩分(g)		月	kcal	塩分(g)		火	kcal	塩分(g)
朝食		441kcal (1.8g)				514kcal (1.5g)				445kcal (1.8g)		
	47	メカジキの七味みそ焼き	159	1.0	18	トマトとひよこ豆のレンジ煮	163	0.5	47	サバ缶しょうがすまし汁	175	1.2
	144	切りこぶとねぎの煮物	48	0.8	20	ヨーグルトポテトサラダ	134	0.5	142	レタスのお浸し	36	0.6
	30	茶がゆ	234	0	16	トースト	112	0.5	26	ごはん	234	0
					16	蒸し焼きりんご	105	0				
昼食		548kcal (2.3g)				519kcal (1.9g)				666kcal (1.2g)		
	80	ガパオライス	525	2.0	83	牛肉クッパ	460	1.5	82	野菜たっぷりミートソーススパゲッティ	596	1.0
	50	セロリの甘酢あえ	23	0.3	58	カリフラワーのゆずこしょうサラダ	59	0.4	28	キウイとレタスサラダ	70	0.2
夕食		643kcal (2.1g)				587kcal (2.0g)				547kcal (2.6g)		
	133	ライスロールキャベツ	557	1.9	126	ブリの照り焼き	299	1.4	94	塩麻婆豆腐	261	1.6
	118	エリンギバター焼き	86	0.2	140	小松菜のからしマヨあえ	54	0.6	98	かきたまスープ	52	1.0
					26	ごはん	234	0	26	ごはん	234	0
一日合計		1632kcal (6.2g)				1620kcal (5.4g)				1658kcal (5.6g)		

一週目

	ページ	水	kcal	塩分(g)	ページ	木	kcal	塩分(g)	ページ	金	kcal	塩分(g)	ページ	土	kcal	塩分(g)
朝		朝食 510kcal (1.5g)				朝食 476kcal (1.7g)				朝食 528kcal (1.7g)				朝食 494kcal (1.6g)		
	34	ツナとねぎのいり豆腐	267	1.2	44	キャベツのオープンオムレツ	157	0.6	30	サケのレモン塩麹焼き	257	0.9	46	豆腐のソテーきのこしょうゆ	190	0.9
	42	きゅうりのゆずこしょう酢あえ	9	0.3	146	かぼちゃとカッテージチーズのサラダ	134	0.4	100	春菊と大根のごまみそ汁	37	0.8	36	たたき長芋のタラコ酢	70	0.7
	26	ごはん	234	0	20	ロールパン	185	0.7	26	ごはん	234	0	26	ごはん	234	0
昼		昼食 431kcal (2.6g)				昼食 456kcal (1.5g)				昼食 443kcal (2.6g)				昼食 503kcal (1.3g)		
	58	きつね玉丼	418	2.0	81	ジャンバラヤ風混ぜごはん	424	1.0	56	鶏だし茶漬け	395	1.8	64	ささ身とミニトマトのハーブいため	154	0.6
	26	青梗菜のオイスターソースあえ	13	0.6	66	グリーンサラダ ジンジャードレッシング	32	0.5	144	切りこぶとねぎの煮物	48	0.8	150	にんじんのポタージュ	115	0.7
													26	ごはん	234	0
夕		夕食 653kcal (2.2g)				夕食 675kcal (2.6g)				夕食 610kcal (1.5g)				夕食 596kcal (2.0g)		
	124	ヒレカツ	358	1.5	98	焼きギョーザ	360	1.4	130	豚肉のピカタ	334	0.8	118	ボルシチ風煮込み	283	1.5
	94	豆苗とにんじんのナムル	61	0.7	149	エビとミニトマトのエスニックスープ	81	1.2	86	かぶのトマト煮	42	0.7	116	ほうれん草とツナのあえ物	42	0.5
	26	ごはん	234	0	26	ごはん	234	0	26	ごはん	234	0	106	バターライス	271	0
一日合計		1594kcal (6.3g)				1607kcal (5.8g)				1581kcal (5.8g)				1593kcal (4.9g)		

二週目

	ページ	水	kcal	塩分(g)	ページ	木	kcal	塩分(g)	ページ	金	kcal	塩分(g)	ページ	土	kcal	塩分(g)
朝		朝食 473kcal (1.1g)				朝食 505kcal (1.1g)				朝食 452kcal (1.6g)				朝食 418kcal (1.4g)		
	22	エビと厚揚げのしょうがいため	198	0.7	40	温玉納豆	203	0.8	42	小松菜とベーコンの卵いため	197	1.1	18	トマトとひよこ豆のレンジ煮	163	0.5
	144	スナップえんどうのしょうがあえ	41	0.4	147	まいたけのグリル	68	0.3	38	かぶの梅酢あえ	21	0.5	28	キウイとレタスサラダ	70	0.2
	26	ごはん	234	0	26	ごはん	234	0	26	ごはん	234	0	20	ロールパン	185	0.7
昼		昼食 534kcal (2.5g)				昼食 567kcal (1.4g)				昼食 521kcal (2.4g)				昼食 514kcal (2.0g)		
	54	納豆にらそば	475	2.1	68	ドライカレー	519	0.9	78	いためサラダずし	485	1.8	82	タコビビンバ	443	1.1
	58	カリフラワーのゆずこしょうサラダ	59	0.4	70	白菜ののりサラダ	48	0.5	142	レタスのお浸し	36	0.6	76	わかめとねぎのスープ	71	0.9
夕		夕食 607kcal (2.6g)				夕食 567kcal (1.8g)				夕食 610kcal (2.4g)				夕食 607kcal (2.5g)		
	131	アップルポークジンジャー	245	1.5	114	鶏肉とトマトのモッツァレラチーズ焼き	280	1.2	123	牛肉とねぎのすき煮	341	1.9	134	中華丼	545	2.1
	120	きのこの豆乳スープ	128	1.1	151	ごぼうとベーコンのスープ	53	0.6	145	きゅうりと焼き油揚げの酢の物	35	0.5	148	こんにゃくと春菊のコチュジャンあえ	62	0.4
	26	ごはん	234	0	26	ごはん	234	0	26	ごはん	234	0				
一日合計		1614kcal (6.2g)				1639kcal (4.3g)				1583kcal (6.4g)				1539kcal (5.9g)		

冬の1カ月献立

3週目

		日	kcal	塩分(g)		月	kcal	塩分(g)		火	kcal	塩分(g)
朝		朝食 408kcal (1.1g)				朝食 406kcal (1.7g)				朝食 469kcal (1.6g)		
	20	ささ身とにんじんのレモン蒸し	130	0.7	28	エッグスラット	210	0.9	45	パプリカボート	156	0.9
	32	ブロッコリー豆乳みそ汁	44	0.4	18	セロリとグレープフルーツのマリネ	84	0.3	152	ほうれん草と豆腐のミルクみそ汁	79	0.7
	26	ごはん	234	0	28	カリカリトースト	112	0.5	26	ごはん	234	0
昼		昼食 555kcal (2.5g)				昼食 559kcal (2.0g)				昼食 552kcal (2.8g)		
	79	鶏大根の中華がゆ	470	1.8	52	豚丼	518	1.8	78	お好み焼き	473	2.4
	144	ひじきと三つ葉の白あえ	85	0.7	22	もやしと豆苗のあえ物	41	0.2	144	スナップえんどうのしょうがあえ	41	0.4
									32	オレンジ	38	0
夕		夕食 599kcal (2.9g)				夕食 651kcal (2.6g)				夕食 563kcal (1.4g)		
	108	豆腐のマカロニグラタン	438	2.0	92	サケの南蛮漬け	300	1.8	106	豚肉のトマトジュース煮	274	0.9
	68	かぶのレモンマスタードサラダ	44	0.6	153	豚ごぼうみそ汁	117	0.8	110	きゅうりと水菜のサラダ	55	0.5
	108	くるみパン	117	0.3	26	ごはん	234	0	26	ごはん	234	0
一日合計		1562kcal (6.5g)				1616kcal (6.3g)				1584kcal (5.8g)		

4週目

		日	kcal	塩分(g)		月	kcal	塩分(g)		火	kcal	塩分(g)
朝		朝食 543kcal (1.4g)				朝食 511kcal (1.6g)				朝食 365kcal (2.1g)		
	26	台湾風豆乳スープ	267	0.9	38	サケ缶とじゃが芋、豆苗のごま風味いため	259	1.1	44	エッグベネディクト	330	1.3
	52	もやしの青のりいため	42	0.5	62	大根のレモン漬け	18	0.5	114	オニオンスープ	35	0.8
	26	ごはん	234	0	26	ごはん	234	0				
昼		昼食 472kcal (1.2g)				昼食 516kcal (2.3g)				昼食 542kcal (1.7g)		
	66	ひよこ豆のトマトソースペンネ	425	0.8	72	シンガポールチキンライス	416	1.1	74	トマトとメカジキのスパイスいためライス	454	0.9
	106	キャベツのスパイスコールスロー	47	0.4	150	豆腐としいたけの酸辣湯風	100	1.2	62	切り干し大根のソムタム風	88	0.8
夕		夕食 614kcal (1.9g)				夕食 592kcal (1.0g)				夕食 701kcal (2.6g)		
	102	サバのホイル焼き	285	1.2	116	かぼちゃと豚肉のチーズ焼き	288	0.8	129	豆腐のハンバーグ	345	1.7
	92	じゃが芋とブロッコリーの煮物	95	0.7	28	キウイとレタスサラダ	70	0.2	88	れんこんのガーリックいため	122	0.9
	26	ごはん	234	0	26	ごはん	234	0	26	ごはん	234	0
一日合計		1629kcal (4.5g)				1619kcal (4.9g)				1608kcal (6.4g)		

掲載料理索引と栄養価一覧

●ここに掲載した栄養価は『日本食品標準成分表2020年版(八訂)』の数値に基づいて計算したものです。

※1 「アミノ酸組成によるたんぱく質」の値(そのデータがないものは「たんぱく質」のデータを用いて算出)です。

※2 「脂肪酸のトリアシルグリセロール当量」の値(そのデータがないものは「脂質」のデータを用いて算出)です。

※3 「利用可能炭水化物」(糖質)の値で、「質量計」あるいは「差引き法」のデータを用いて算出しています。

ビタミンAはレチノール活性当量の数値を、ビタミンEはα-トコフェロールの数値をそれぞれ用いています。

●すべて1人分の栄養価です。特にことわりのない限り、煮汁などは全量摂取で算出しています。

●本文中の「塩分」は「食塩相当量」を示しています。

朝食献立

ページ		エネルギー	食塩相当量	たんぱく質※1	脂質※2	コレステロール	炭水化物※3	食物繊維総量	ナトリウム	カリウム	カルシウム	リン	鉄	ビタミンA	ビタミンD	ビタミンE	ビタミンK	ビタミンB1	ビタミンB2	ビタミンC
		kcal	g	g	g	mg	g	g	mg	mg	mg	mg	mg	μg	μg	mg	μg	mg	mg	mg
16	**豆乳スクランブルエッグ献立**																			
	豆乳スクランブルエッグ	153	0.6	10.7	10.4	305	4.2	0.1	211	185	45	160	1.8	174	3.1	1.3	13	0.06	0.31	0
	マッシュルームのサラダ	95	0.3	3.0	7.9	0	1.3	2.7	108	446	43	116	1.7	90	0.2	1.9	57	0.09	0.26	8
	トースト	112	0.5	3.3	1.7	0	19.9	1.9	212	39	10	30	0.2	0	0.2	0.2	0	0.03	0.02	0
	蒸し焼きりんご	105	0	0.1	0.1	0	24.8	0.2	0	135	5	13	0.1	2	0	0.4	2	0.02	0.01	6
	合計	465	1.4	17.1	20.1	305	50.2	6.7	531	805	103	319	3.8	266	3.3	3.8	72	0.20	0.60	14
18	**トマトとひよこ豆のレンジ煮献立**																			
	トマトとひよこ豆のレンジ煮	163	0.5	10.3	5.6	32	14.0	6.9	218	496	36	131	1.2	67	0	2.1	26	0.17	0.13	17
	セロリとグレープフルーツのマリネ	84	0.3	0.7	4.1	0	9.4	1.4	110	353	35	37	0.1	3	0	0.7	7	0.09	0.05	41
	トースト	112	0.5	3.3	1.7	0	19.9	1.9	212	39	10	30	0.2	0	0.2	0.2	0	0.03	0.02	0
	ミックスベリーヨーグルト	62	0.1	3.4	2.8	0	4.9	0.5	48	190	122	103	0.1	33	0	0.2	2	0.04	0.14	6
	合計	421	1.4	17.7	14.2	44	48.2	10.7	588	1078	203	301	1.6	103	0.2	3.2	35	0.33	0.34	64
20	**ささ身とにんじんのレモン蒸し献立**																			
	ささ身とにんじんのレモン蒸し	130	0.7	20.2	0.6	66	8.8	2.3	256	627	31	261	0.5	523	0	1.2	26	0.15	0.16	18
	ヨーグルトポテトサラダ	134	0.5	3.1	5.4	6	16.1	3.2	215	441	71	83	0.8	33	0	0.5	23	0.09	0.11	21
	ロールパン	185	0.7	5.1	5.1	0	29.2	1.2	294	66	26	58	1	1	0.3	0.6	0	0.06	0.04	0
	合計	449	1.9	28.4	11.1	72	54.1	6.7	765	1134	128	402	1.7	557	0.1	2.0	49	0.30	0.31	39
22	**エビと厚揚げのしょうがいためと鶏がら中華がゆ献立**																			
	エビと厚揚げのしょうがいため	198	0.7	19.7	10.2	113	5.9	1.6	291	375	242	279	3.1	3	0	1.9	22	0.09	0.07	6
	もやしと豆苗のあえ物	41	0.2	1.8	2.2	0	2.5	1.8	87	106	9	39	0.5	125	0	0.9	107	0.11	0.13	26
	鶏がら中華がゆ	227	0.7	3.2	3.8	0	42.5	2.1	253	79	6	72	0.4	0	0	0.6	1	0.06	0.03	0
	合計	466	1.6	24.7	16.2	113	50.9	5.5	631	560	257	390	4.0	128	0	3.4	130	0.26	0.23	32
24	**アボカドエッグトースト献立**																			
	アボカドエッグトースト	325	1.0	11.0	17.7	204	27.3	6.3	388	543	41	166	1.5	121	2.1	3.2	21	0.13	0.37	9
	にんにく塩ゆでブロッコリー	30	0.2	3.0	0.2	0	1.8	4.1	97	368	40	88	1.0	60	0	2.4	168	0.14	0.18	112
	カフェオレ	98	0.2	4.8	5.5	19	7.3	0	65	269	174	150	0	60	0.5	0.2	3	0.06	0.24	2
	合計	453	1.4	18.8	23.4	223	36.4	10.4	550	1180	255	404	2.5	241	2.6	5.8	192	0.33	0.79	123
26	**台湾風豆乳スープ献立**																			
	台湾風豆乳スープ	267	0.9	15.8	17.7	227	9.9	1.7	364	618	130	261	3.8	120	1.4	1.5	38	0.14	0.26	6
	青梗菜のオイスターソースあえ	13	0.6	0.8	0.1	0	1.5	1.0	228	220	81	27	0.9	136	0	0.6	67	0.02	0.06	19
	ごはん	234	0	3.0	0.3	0	51.9	2.3	2	44	5	51	0.2	0	0	0	0	0.03	0.02	0
	合計	514	1.5	19.6	18.1	227	63.3	5.0	594	882	216	339	4.9	256	1.4	2.1	105	0.19	0.34	25

朝食献立

ページ		エネルギー	食塩相当量	たんぱく質※1	脂質※2	コレステロール	炭水化物※3	食物繊維総量	ナトリウム	カリウム	カルシウム	リン	鉄	ビタミンA	ビタミンD	ビタミンE	ビタミンK	ビタミンB1	ビタミンB2	ビタミンC
		kcal	g	g	g	mg	g	g	mg	mg	mg	mg	mg	μg	μg	mg	μg	mg	mg	mg
28	エッグスラット献立																			
	エッグスラット	210	0.9	10.6	7.9	213	16.7	13.4	342	760	113	243	1.5	146	2.2	0.8	9	0.19	0.34	43
	キウイとレタスサラダ	70	0.2	0.5	4.0	0	6.9	1.4	96	188	17	20	0.2	10	0	0.9	15	0.02	0.02	27
	カリカリトースト	112	0.5	3.3	1.7	0	19.9	1.9	212	39	10	30	0.2	0	0	0.2	0	0.03	0.02	0
	ロイヤルミルクティー	97	0.2	4.8	5.5	19	7.0	0	65	240	174	147	0	60	0.5	0.2	6	0.06	0.24	2
	合計	489	1.8	19.2	19.1	232	50.5	16.7	715	1227	314	440	1.9	216	2.7	2.1	30	0.30	0.62	72
30	サケのレモン塩麹焼き献立																			
	サケのレモン塩麹焼き	257	0.9	17.2	15.8	64	10.0	1.2	362	514	24	264	0.4	14	7.3	3.8	6	0.26	0.10	18
	いろいろ野菜のマヨきんぴら	68	0.6	1.3	4.5	8	4.3	2.6	228	269	14	52	0.4	223	0.4	1.1	21	0.07	0.11	30
	茶がゆ	234		3.0	0.3		51.9	2.3	3	83	8	53	0					0.03	0.05	0
	合計	559	1.5	21.5	20.6	72	66.2	6.1	593	866	46	369	1.0	237	7.7	4.9	27	0.36	0.26	48
32	ささ身とキャベツ、しめじのカレーいため献立																			
	ささ身とキャベツ、しめじのカレーいため	177	1.0	21.1	6.6	66	6.3	2.0	386	654	34	292	0.9	8	0.1	1.2	62	0.16	0.18	28
	ブロッコリー豆乳みそ汁	44	0.4	3.7	1.2	0	3.4	2.3	176	338	33	83	1.2	30	0	1.3	86	0.09	0.11	56
	ごはん	234	0	3.0	0.3	0	51.9	2.3	2	44	5	51	0	0	0	0	0	0.03	0.02	0
	オレンジ	38	0	0.6	0.1	0	8.5	0.7	1	126	19	22	0	9	0	0.3	0	0.09	0.03	36
	合計	493	1.4	28.4	8.2	66	70.1	7.3	565	1162	91	448	2.6	47	0.1	2.8	148	0.37	0.34	120
34	ツナとねぎのいり豆腐献立																			
	ツナとねぎのいり豆腐	267	1.2	16.0	18.1	12	7.6	2.9	475	369	161	211	2.0	6	0.7	1.4	29	0.17	0.10	7
	セロリとパプリカのヨーグルト漬け	25	0.4	1.2	0.7	2	2.8	1.2	168	284	42	44	0.3	25	0	1.0	7	0.03	0.07	38
	ごはん	234	0	3.0	0.3	0	51.9	2.3	2	44	5	51	0	0	0	0	0	0.03	0.02	0
	合計	526	1.6	20.2	19.1	14	62.3	6.4	645	697	208	306	3.2	31	0.7	2.4	36	0.23	0.19	45
36	厚揚げともやしのおかかソースいため献立																			
	厚揚げともやしのおかかソースいため	208	0.8	12.2	14.8	2	5.5	2.0	303	216	256	184	3.0	1	0.1	1.2	30	0.12	0.09	8
	たたき長芋のタラコ酢	70	0.7	4.3	0.5	53	11.5	0.8	273	368	16	80	0.4	4	0.3	1.2	0	0.18	0.08	9
	ごはん	234	0	3.0	0.3	0	51.9	2.3	2	44	5	51	0	0	0	0	0	0.03	0.02	0
	合計	512	1.5	19.5	15.6	55	68.9	5.1	578	628	277	315	3.6	5	0.4	2.4	30	0.33	0.19	17
38	サケ缶とじゃが芋、豆苗のごま風味いため献立																			
	サケ缶とじゃが芋、豆苗のごま風味いため	259	1.1	16.1	12.6	48	13.9	10.3	425	711	171	314	1.4	125	5.8	1.3	107	0.30	0.23	50
	かぶの梅酢あえ	21	0.5	0.4	0.1	0	3.9	1.2	185	206	20	21	0.2	0	0	0	0	0.03	0.02	14
	ごはん	234	0	3.0	0.3	0	51.9	2.3	2	44	5	51	0	0	0	0	0	0.03	0.02	0
	合計	514	1.6	19.5	13.0	48	69.7	13.8	612	961	196	386	1.8	125	5.8	1.3	107	0.36	0.27	64
40	温玉納豆献立																			
	温玉納豆	203	0.8	12.8	13.4	212	6.1	3.2	311	372	77	193	2.3	159	2.1	2.1	305	0.08	0.47	12
	トマトとレタスのレンジ煮	36	0.6	1.5	0.1	2	5.6	1.3	236	283	14	45	0.4	49	0	1.0	13	0.07	0.04	16
	ごはん	234	0	3.0	0.3	0	51.9	2.3	2	44	5	51	0	0	0	0	0	0.03	0.02	0
	キウイフルーツ	28	0	0.4	0.1	0	5.2	1.4	1	165	14	17	0.2	2	0	0.7	3	0.01	0.01	39
	合計	501	1.4	17.7	13.9	214	68.8	8.2	550	864	110	306	3.1	210	2.1	3.8	321	0.19	0.54	67
42	小松菜とベーコンの卵いため献立																			
	小松菜とベーコンの卵いため	197	1.1	11.3	14.9	310	3.7	1.4	432	501	166	194	3.4	369	3.2	2.1	169	0.16	0.41	32
	きゅうりのゆずこしょう酢あえ	9	0.3	0.4	0	0	1.4	0.6	100	104	14	19	0.2	14	0	0.2	17	0.02	0.02	7
	ごはん	234	0	3.0	0.3	0	51.9	2.3	2	44	5	51	0	0	0	0	0	0.03	0.02	0
	パインヨーグルト	97	0.1	3.6	2.9	12	13.0	0.9	48	283	128	107	0.2	35	0	0.1	2	0.11	0.16	27
	合計	537	1.5	18.3	18.1	322	70.0	5.2	582	932	313	371	4.0	418	3.2	2.4	188	0.32	0.61	66

朝食献立

ページ 朝食単品	エネルギー kcal	食塩相当量 g	たんぱく質※1 g	脂質※2 g	コレステロール mg	炭水化物※3 g	食物繊維総量 g	ナトリウム mg	カリウム mg	カルシウム mg	リン mg	鉄 mg	ビタミンA μg	ビタミンD μg	ビタミンE mg	ビタミンK μg	ビタミンB1 mg	ビタミンB2 mg	ビタミンC mg
44 エッグベネディクト	330	1.3	14.4	16.8	240	28.6	2.6	534	578	156	263	2.7	227	3.3	3.0	80	0.23	0.40	31
44 キャベツのオープンオムレツ	157	0.6	8.1	10.4	208	7.1	1.9	222	312	70	142	1.2	123	2.1	1.1	86	0.12	0.25	44
45 にんじんと豚ひき肉のハーブいため	164	0.6	8.4	12.1	37	4.7	1.9	246	362	24	80	0.7	558	0.2	0.9	19	0.40	0.16	5
45 パプリカボート	156	0.9	13.2	5.9	37	11.7	2.7	369	510	30	180	1.2	150	2.1	7.4	19	0.11	0.27	256
46 蒸し鶏とオクラのみょうがオイルあえ	200	1.0	24.6	8.0	90	5.6	1.4	419	570	30	295	0.6	24	0.1	1.1	41	0.15	0.17	6
46 豆腐のソテーきのこしょうゆ	190	0.9	11.7	12.7	7	4.6	3.4	368	346	161	194	2.5	0	0.4	0.9	16	0.19	0.17	0
47 メカジキの七味みそ焼き	159	1.0	16.3	7.2	73	6.9	0.9	369	524	21	283	0.8	72	8.8	4.6	7	0.07	0.11	20
47 サバ缶しょうがすまし汁	175	1.2	13.6	9.5	59	7.0	1.7	468	609	282	189	2.7	132	7.7	2.8	107	0.18	0.38	23

昼食献立

ページ	エネルギー kcal	食塩相当量 g	たんぱく質※1 g	脂質※2 g	コレステロール mg	炭水化物※3 g	食物繊維総量 g	ナトリウム mg	カリウム mg	カルシウム mg	リン mg	鉄 mg	ビタミンA μg	ビタミンD μg	ビタミンE mg	ビタミンK μg	ビタミンB1 mg	ビタミンB2 mg	ビタミンC mg
50 豆乳担々めん献立																			
豆乳担々めん	559	2.1	24.3	19.2	35	65.5	9.1	811	744	186	274	3.8	71	0.2	0.9	60	0.45	0.26	13
セロリの甘酢あえ	23	0.3	0.2	0.1	0	4.5	0.8	110	207	20	21	0.1	2	0	0.1	5	0.02	0.02	4
合計	582	2.4	24.5	19.3	35	70.0	9.9	921	951	206	295	3.9	73	0.2	1.0	65	0.47	0.28	17
52 豚丼献立																			
豚丼	518	1.8	17.3	18.1	46	65.4	3.0	717	379	21	215	0.7	6	0.1	0.1	11	0.57	0.16	4
もやしの青のりいため	42	0.5	1.3	3.1	0	1.9	1.4	202	77	13	26	0.4	5	0	0.8	3	0.04	0.05	8
合計	560	2.3	18.6	21.2	46	67.3	4.4	919	456	34	241	1.1	11	0.1	0.9	14	0.61	0.21	12
54 納豆にらそば献立																			
納豆にらそば	475	2.1	19.2	14.3	217	59.9	7.8	846	769	123	397	4.9	293	2.2	2.8	339	0.32	0.46	19
きゅうりとハムの大葉あえ	46	0.5	2.0	3.3	6	1.6	0.7	187	138	18	47	0.2	30	0	0.4	31	0.09	0.03	10
合計	521	2.6	21.2	17.6	223	61.5	8.5	1033	907	141	444	5.1	323	2.2	3.2	370	0.41	0.49	29
56 鶏だし茶漬け献立																			
鶏だし茶漬け	395	1.8	21.7	6.4	73	58.5	3.5	681	655	33	326	0.9	28	0.3	0.4	36	0.22	0.20	6
ミニトマトのオイルしょうゆあえ	62	0.4	0.8	4.0	0	4.8	1.1	174	244	10	24	0.4	65	0	1.0	7	0.06	0.05	26
バナナ	56	0	0.4	0	0	12.7	0.7	0	216	4	16	0.2	3	0	0.3	0	0.03	0.02	10
合計	513	2.2	22.9	10.5	73	76.0	5.3	855	1115	47	370	1.5	96	0.3	1.7	43	0.31	0.27	42
58 きつね玉丼献立																			
きつね玉丼	418	2.0	14.6	10.2	204	61.4	4.8	787	416	112	261	2.0	119	2.2	1.0	64	0.14	0.32	26
カリフラワーのゆずこしょうサラダ	59	0.4	1.6	4.0	0	2.9	2.2	163	310	19	52	0.5	2	0	0.7	20	0.05	0.08	61
合計	477	2.4	16.2	14.2	204	64.3	7.0	950	726	131	313	2.5	121	2.2	1.7	84	0.19	0.40	87
60 カレーうどん献立																			
カレーうどん	447	2.7	18.4	14.2	52	56.7	4.1	1048	582	46	249	2.4	3	0	1.0	7	0.16	0.23	4
焼きアスパラガスのチーズあえ	25	0.1	2.2	0.7	2	1.8	1.4	32	206	40	62	0.5	28	0	1.1	33	0.11	0.13	11
合計	472	2.8	20.6	14.9	54	58.5	5.5	1080	788	86	311	2.9	31	0	2.1	40	0.27	0.36	15
62 鶏ごぼう焼きめし献立																			
鶏ごぼう焼きめし	478	2.0	15.5	14.5	60	65.2	6.3	805	532	62	194	1.6	66	0.1	1.3	44	0.15	0.21	11
大根のレモン漬け	18	0.5	0.4	0	0	2.9	1.7	203	193	28	15	0.2	0	0	0.2	0	0.03	0.02	23
合計	496	2.5	15.9	14.5	60	68.1	8.0	1008	725	90	209	1.8	66	0.1	1.5	44	0.18	0.23	34

昼食献立

ページ		エネルギー kcal	食塩相当量 g	たんぱく質※1 g	脂質※2 g	コレステロール mg	炭水化物※3 g	食物繊維総量 g	ナトリウム mg	カリウム mg	カルシウム mg	リン mg	鉄 mg	ビタミンA μg	ビタミンD μg	ビタミンE mg	ビタミンK μg	ビタミンB1 mg	ビタミンB2 mg	ビタミンC mg
64	**ささ身とミニトマトのハーブいため献立**																			
	ささ身とミニトマトのハーブいため	154	0.6	20.7	2.6	66	10.3	1.4	225	625	23	270	0.7	61	0	1.4	30	0.15	0.15	22
	ズッキーニとくるみのサラダ	78	0.2	1.7	7.1	0	1.1	1.2	96	170	17	41	0.4	10	0	0.3	13	0.05	0.03	9
	ごはん	234	0	3.0	0.3	0	51.9	2.3	2	44	5	51	0.2	0	0	0	0	0.03	0.02	0
	合計	466	0.8	25.4	10.0	66	63.3	4.9	323	839	45	362	1.3	71	0	1.7	43	0.23	0.20	31
66	**ひよこ豆のトマトソースペンネ献立**																			
	ひよこ豆のトマトソースペンネ	425	0.8	15.0	9.4	5	61.8	14.0	338	1001	61	271	2.5	77	0.6	3.3	18	0.42	0.26	26
	グリーンサラダ　ジンジャードレッシング	32	0.5	0.5	2.0	0	2.2	1.2	193	225	25	26	0.8	55	0	0.7	43	0.04	0.05	6
	合計	457	1.3	15.5	11.4	5	64.0	15.2	531	1226	86	297	3.3	132	0.6	4.0	61	0.46	0.31	32
68	**ドライカレー献立**																			
	ドライカレー	519	0.9	18.8	19.2	66	62.8	5.7	394	702	113	252	2.7	72	0.3	1.5	22	0.68	0.31	23
	かぶのレモンマスタードサラダ	44	0.6	1.0	2.5	0	3.5	1.7	239	275	73	35	0.6	46	0	0.8	69	0.05	0.06	33
	合計	563	1.5	19.8	21.7	66	66.3	7.4	633	977	186	287	3.3	118	0.3	2.3	91	0.73	0.37	56
70	**エビチリ丼献立**																			
	エビチリ丼	415	1.6	17.6	4.6	128	69.6	4.8	648	594	69	298	1.8	10	0.3	1.8	0	0.16	0.15	4
	白菜ののりサラダ	48	0.5	0.7	3.9	0	1.7	1.2	198	184	35	30	0.3	23	0	0.2	47	0.03	0.04	16
	合計	463	2.1	18.3	8.5	128	71.3	6.0	846	778	104	328	2.1	33	0.3	2.0	47	0.19	0.19	20
72	**シンガポールチキンライス献立**																			
	シンガポールチキンライス	416	1.1	26.8	2.3	87	67.0	3.7	454	665	28	342	0.9	31	0.1	0.8	39	0.18	0.18	11
	切り干し大根のソムタム風	88	0.8	1.5	2.1	0	13.3	4.5	298	522	79	42	1.4	10	2.1	0.2	10	0.06	0.07	7
	合計	504	1.9	28.3	4.4	87	80.3	8.2	752	1187	107	384	2.3	41	2.2	1.0	49	0.24	0.25	18
74	**トマトとメカジキのスパイスいためライス献立**																			
	トマトとメカジキのスパイスいためライス	454	0.9	19.5	11.1	72	64.4	4.8	367	956	35	374	1.3	175	8.8	6.7	30	0.21	0.17	34
	セロリとオリーブのサラダ	31	0.6	0.2	2.6	0	0.8	0.9	236	211	24	20	0.1	2	0	0.5	6	0.02	0.02	6
	合計	485	1.5	19.7	13.7	72	65.2	5.7	603	1167	59	394	1.4	177	8.8	7.2	36	0.23	0.19	40
76	**レバにらいため献立**																			
	レバにらいため	161	1.2	15.7	5.6	200	11.1	2.2	487	562	36	316	11.0	10545	1.0	1.7	92	0.33	2.98	30
	わかめとねぎのスープ	71	0.9	1.0	1.6	1	11.9	1.9	367	111	47	32	0.4	6	0	0.1	35	0.03	0.03	4
	ごはん	234	0	3.0	0.3	0	51.9	2.3	2	44	5	51	0.2	0	0	0	0	0.03	0.02	0
	合計	466	2.1	19.7	7.5	201	74.9	6.4	856	717	88	399	11.6	10551	1.0	1.8	127	0.39	3.03	34

ページ	昼食 主菜・主食	エネルギー kcal	食塩相当量 g	たんぱく質※1 g	脂質※2 g	コレステロール mg	炭水化物※3 g	食物繊維総量 g	ナトリウム mg	カリウム mg	カルシウム mg	リン mg	鉄 mg	ビタミンA μg	ビタミンD μg	ビタミンE mg	ビタミンK μg	ビタミンB1 mg	ビタミンB2 mg	ビタミンC mg
78	いためサラダずし	485	1.8	17.3	16.9	51	61.5	4.4	717	665	83	286	1.0	161	5.8	3.9	77	0.27	0.15	33
78	お好み焼き	473	2.4	19.6	19.0	247	52.8	3.7	970	563	120	255	2.4	127	2.3	1.9	86	0.46	0.39	40
79	塩焼きそば	474	2.4	21.2	18.8	50	51.6	6.5	935	611	39	227	1.5	103	0.2	2.4	50	0.60	0.51	63
79	鶏大根の中華がゆ	470	1.8	17.0	14.6	67	61.2	5.3	701	914	52	234	1.4	40	0.3	1.0	30	0.17	0.16	16
80	ガパオライス	525	2.0	21.3	19.6	264	62.4	3.4	796	456	50	255	2.0	184	2.2	3.6	47	0.17	0.41	56
80	冷やし中華あえそば	561	2.4	21.8	18.6	37	69.1	8.0	921	558	117	210	1.5	51	0.1	1.4	35	0.31	0.17	16
81	アヒポキ丼	495	1.4	27.5	10.9	41	65.3	6.9	560	1056	79	407	2.6	121	3.6	3.5	115	0.24	0.26	25
81	ジャンバラヤ風混ぜごはん	424	1.0	8.3	16.2	24	57.4	2.0	408	347	18	182	0.9	27	0.3	1.6	7	0.22	0.19	57
82	タコビビンバ	443	1.1	21.7	11.2	294	59.1	5.4	440	728	105	289	2.7	317	2.1	3.2	174	0.20	0.42	22
82	野菜たっぷりミートソーススパゲッティ	596	1.0	23.7	24.3	54	65.4	8.0	399	950	50	275	3.6	72	0.5	2.6	32	0.50	0.32	25
83	ベーグルサンド	419	1.6	18.1	14.6	36	51.7	3.8	625	350	56	159	1.6	142	0	1.6	53	0.46	0.18	28
83	牛肉クッパ	460	1.5	18.8	13.1	56	61.3	6.3	584	685	43	268	2.0	78	0.1	1.5	80	0.21	0.33	12

夕食献立

ページ		エネルギー kcal	食塩相当量 g	たんぱく質※1 g	脂質※2 g	コレステロール mg	炭水化物※3 g	食物繊維総量 g	ナトリウム mg	カリウム mg	カルシウム mg	リン mg	鉄 mg	ビタミンA μg	ビタミンD μg	ビタミンE mg	ビタミンK μg	ビタミンB1 mg	ビタミンB2 mg	ビタミンC mg
86	豚のしょうが焼き献立																			
	豚のしょうが焼き	338	1.8	18.9	22.5	61	12.5	1.7	730	537	39	227	0.8	8	0.1	0.9	57	0.73	0.19	28
	かぶのトマト煮	42	0.7	1.4	0.2	0	6.9	2.3	294	436	76	56	0.8	73	0	1.2	70	0.08	0.08	40
	ごはん	234	0	3.0	0.3	0	51.9	2.3	2	44	5	51	0	0	0	0	0	0.03	0.02	0
	合計	614	2.5	23.3	23.0	61.0	71.3	6.3	1026	1017	120	334	1.8	81	0.1	2.1	127	0.84	0.29	68
88	サワラとえのき、ほうれん草の煮物献立																			
	サワラとえのき、ほうれん草の煮物	234	1.5	20.3	8.6	60	12.3	3.2	605	1140	53	300	2.8	275	7.2	1.9	203	0.24	0.56	26
	れんこんのガーリックいため	122	0.9	2.6	7.8	6	9.6	1.3	351	303	40	85	0.4	6	0	0.7	2	0.11	0.03	33
	ごはん	234	0	3.0	0.3	0	51.9	2.3	2	44	5	51	0.2	0	0	0	0	0.03	0.02	0
	合計	590	2.4	25.9	16.7	66	73.8	6.8	958	1487	98	436	3.4	281	7.2	2.6	205	0.38	0.61	59
90	鶏のから揚げ献立																			
	鶏のから揚げ	373	1.6	22.5	22.3	111	18.3	1.7	620	626	31	262	1.3	61	0.5	2.4	58	0.21	0.25	18
	なめこおろし	31	0.7	0.8	0.1	0	5.4	2.3	295	303	25	39	0.5	0	0	0	0	0.04	0.05	11
	ごはん	234	0	3.0	0.3	0	51.9	2.3	2	44	5	51	0.2	0	0	0	0	0.03	0.02	0
	合計	638	2.3	26.3	22.7	111	75.6	6.3	917	973	61	352	2.0	61	0.5	2.4	58	0.28	0.32	29
92	サケの南蛮漬け献立																			
	サケの南蛮漬け	300	1.8	18.2	18.4	72	14.3	1.1	722	604	28	279	0.6	35	8.3	5.0	12	0.27	0.15	40
	じゃが芋とブロッコリーの煮物	95	0.7	3.6	0.2	0	12.1	11.5	287	705	33	119	1.1	38	0	1.5	106	0.18	0.16	98
	ごはん	234	0	3.0	0.3	0	51.9	2.3	2	44	5	51	0.2	0	0	0	0	0.03	0.02	0
	合計	629	2.5	24.8	18.9	72	78.3	14.9	1011	1353	66	449	1.9	73	8.3	6.5	118	0.48	0.33	138
94	塩麻婆豆腐献立																			
	塩麻婆豆腐	261	1.6	17.8	16.2	40	7.8	2.6	643	381	151	200	2.8	27	0.1	1.0	29	0.20	0.17	9
	豆苗とにんじんのナムル	61	0.7	2.2	2.8	0	5.5	2.6	271	221	29	55	0.8	439	0	1.3	144	0.15	0.17	31
	ごはん	234	0	3.0	0.3	0	51.9	2.3	2	44	5	51	0.2	0	0	0	0	0.03	0.02	0
	合計	556	2.3	23.0	19.3	40	65.2	7.5	916	646	185	306	3.8	466	0.1	2.3	173	0.38	0.36	40
96	漬けマグロサラダ献立																			
	漬けマグロサラダ	292	1.6	26.3	15.8	41	8.7	3.5	610	856	154	393	2.7	72	3.6	6.9	70	0.15	0.29	30
	たたき長芋のすまし汁	74	0.8	3.6	2.5	0	8.1	2.2	320	511	49	93	0.8	68	0.1	0.4	60	0.11	0.11	6
	ごはん	234	0	3.0	0.3	0	51.9	2.3	2	44	5	51	0.2	0	0	0	0	0.03	0.02	0
	合計	600	2.4	32.9	18.6	41	68.7	8.0	932	1411	208	537	3.7	140	3.7	7.3	130	0.29	0.42	36
98	焼きギョーザ献立																			
	焼きギョーザ	360	1.4	16.5	19.5	56	26.4	2.3	560	463	41	150	1.5	52	0.3	1.2	66	0.59	0.23	21
	かきたまスープ	52	1.0	4.1	2.7	102	2.0	1.5	382	308	26	85	1.1	145	1.2	0.9	71	0.08	0.20	9
	ごはん	234	0	3.0	0.3	0	51.9	2.3	2	44	5	51	0.2	0	0	0	0	0.03	0.02	0
	合計	646	2.4	23.6	22.5	158	80.3	6.1	944	815	72	286	2.8	197	1.5	2.1	137	0.70	0.45	30
100	ピーマンの肉詰め献立																			
	ピーマンの肉詰め	306	1.7	15.0	21.6	161	11.9	1.9	670	449	33	152	2.3	112	1.2	1.7	21	0.25	0.28	42
	春菊と大根のごまみそ汁	37	0.8	1.9	1.4	0	3.4	1.9	323	352	75	59	0.9	95	0	0.5	63	0.06	0.07	10
	ごはん	234	0	3.0	0.3	0	51.9	2.3	2	44	5	51	0.2	0	0	0	0	0.03	0.02	0
	合計	577	2.5	19.9	23.3	161	67.2	6.1	995	845	113	262	3.4	207	1.2	2.2	84	0.34	0.37	52
102	サバのホイル焼き献立																			
	サバのホイル焼き	285	1.2	19.2	16.9	62	12.0	2.4	454	549	25	275	1.6	38	5.5	1.8	4	0.27	0.40	15
	わかめとみょうがのすまし汁	47	0.7	4.2	2.3	0	1.5	1.8	265	203	74	74	1.0	4	0	0.1	39	0.07	0.05	0
	トマトごはん	284	0.2	4.3	2.6	0	58.3	0.8	87	157	7	84	0.7	18	0	0.6	2	0.08	0.03	6
	合計	616	2.1	27.7	21.8	62	71.8	5.0	806	909	106	433	3.3	60	5.5	2.5	45	0.42	0.48	21

夕食献立

ページ / 料理	エネルギー kcal	食塩相当量 g	たんぱく質※1 g	脂質※2 g	コレステロール mg	炭水化物※3 g	食物繊維総量 g	ナトリウム mg	カリウム mg	カルシウム mg	リン mg	鉄 mg	ビタミンA μg	ビタミンD μg	ビタミンE mg	ビタミンK μg	ビタミンB1 mg	ビタミンB2 mg	ビタミンC mg
104 タラのレモンソテー献立																			
タラのレモンソテー	173	0.9	15.5	5.8	74	11.7	2.3	358	467	64	268	0.6	66	1.0	1.4	18	0.18	0.16	42
パプリカサラダ	33	0.3	1.1	0.6	2	5.4	1.3	134	201	26	35	0.4	47	0	2.7	4	0.05	0.09	128
簡単ミルクスープ	129	0.7	6.0	5.8	19	12.0	3.0	266	349	184	183	0.4	223	0.5	0.3	9	0.13	0.27	6
ごはん	234	0	3.0	0.3	0	51.9	2.3	2	44	5	51	0.2	0	0	0	0	0.03	0.02	0
合計	569	1.9	25.6	12.5	95	81.0	8.9	760	1061	279	537	1.6	336	1.5	4.4	31	0.39	0.54	176
106 豚肉のトマトジュース煮献立																			
豚肉のトマトジュース煮	274	0.9	14.5	14.9	55	15.5	9.3	386	1037	18	239	1.4	31	0.5	1.0	4	0.70	0.34	30
キャベツのスパイスコールスロー	47	0.4	1.0	2.2	0	4.9	1.9	146	208	46	31	0.4	4	0	0.3	79	0.04	0.03	41
バターライス	271	0	3.1	4.2	11	52.2	2.4	2	70	12	53	0.4	56	0	0.2	22	0.03	0.02	3
合計	592	1.3	18.6	21.3	66	72.6	13.6	534	1315	76	323	2.2	91	0.5	1.5	105	0.77	0.39	74
108 豆腐のマカロニグラタン献立																			
豆腐のマカロニグラタン	438	2.0	27.6	13.0	48	47.3	7.7	796	886	220	442	3.0	204	0.3	1.9	133	0.38	0.33	12
にんじんのグリル焼き	38	0.4	0.4	0.1	0	3.9	1.6	150	183	18	17	0.1	466	0	0.5	13	0.05	0.04	4
くるみパン	117	0.3	3.0	5.0	5	13.9	1.0	124	60	14	38	0.3	6	0	0.1	0	0.04	0.04	0
合計	593	2.7	31.0	20.0	53	65.1	10.3	1070	1129	252	494	3.4	676	0.3	2.6	147	0.47	0.41	16
110 アクアパッツァ献立																			
アクアパッツァ	231	1.9	17.4	12.1	75	8.8	1.3	766	611	61	257	2.5	55	5.6	3.6	5	0.31	0.18	19
きゅうりと水菜のサラダ	55	0.5	1.3	4.0	0	2.1	2.1	209	346	119	50	1.2	70	0	1.4	79	0.06	0.09	37
ごはん	234	0	3.0	0.3	0	51.9	2.3	2	44	5	51	0.2	0	0	0	0	0.03	0.02	0
合計	520	2.4	21.7	16.4	75	62.8	5.7	977	1001	185	358	3.9	125	5.6	5.0	84	0.40	0.29	56
112 鶏レバーのカレー粉焼き献立																			
鶏レバーのカレー粉焼き	193	0.7	17.4	8.0	370	11.8	1.9	280	730	43	339	9.8	14141	0.2	2.0	100	0.47	1.88	47
キドニービーンズとズッキーニのアーリオオーリオ	111	0.5	4.2	4.4	0	9.7	7.6	191	379	44	93	1.3	14	0	0.5	21	0.14	0.06	10
ごはん	234	0	3.0	0.3	0	51.9	2.3	2	44	5	51	0.2	0	0	0	0	0.03	0.02	0
メロン	16	0	0.3	0	0	3.7	0.2	3	136	3	6	0.1	0	0	0.1	1	0.02	0.01	7
合計	554	1.2	24.9	12.7	370	77.1	12.0	476	1289	95	491	11.4	14156	0.2	2.6	122	0.66	1.97	64
114 鶏肉とトマトのモッツァレラチーズ焼き献立																			
鶏肉とトマトのモッツァレラチーズ焼き	280	1.2	29.4	11.8	103	12.5	2.1	466	814	191	403	0.8	255	0.2	2.5	40	0.21	0.25	33
オニオンスープ	35	0.8	0.8	0	1	7.2	1.6	320	162	20	32	0.4	6	0	0	9	0.04	0.01	8
ごはん	234	0	3.0	0.3	0	51.9	2.3	2	44	5	51	0.2	0	0	0	0	0.03	0.02	0
合計	549	2.0	33.2	12.1	104	71.6	6.0	788	1020	216	486	1.4	261	0.2	2.5	49	0.28	0.28	41
116 かぼちゃと豚肉のチーズ焼き献立																			
かぼちゃと豚肉のチーズ焼き	288	0.8	16.8	17.4	57	14.4	2.6	334	592	78	249	0.6	278	0.1	4.0	21	0.61	0.23	33
ほうれん草とツナのあえ物	42	0.5	6.0	0.4	12	2.2	2.5	214	425	50	87	0.8	319	1.1	2.0	224	0.04	0.09	13
ごはん	234	0	3.0	0.3	0	51.9	2.3	2	44	5	51	0.2	0	0	0	0	0.03	0.02	0
合計	564	1.3	25.8	18.1	69	68.5	7.4	550	1061	133	387	1.6	597	1.2	6.0	245	0.68	0.34	46
118 ボルシチ風煮込み献立																			
ボルシチ風煮込み	283	1.5	11.6	15.7	42	18.7	4.0	585	828	62	181	1.7	267	0	1.9	53	0.16	0.21	40
エリンギバター焼き	86	0.2	0.9	7.6	21	2.5	1.7	76	173	2	46	0.2	52	0.7	0.2	2	0.06	0.11	0
ロールパン	185	0.7	5.1	5.1	0	29.2	1.2	294	66	26	58	0.4	1	0.1	0.3	0	0.06	0.04	0
合計	554	2.4	17.6	28.4	63	50.4	6.9	955	1067	90	285	2.3	320	0.8	2.4	55	0.28	0.36	40

夕食献立

ページ		エネルギー kcal	食塩相当量 g	たんぱく質※1 g	脂質※2 g	コレステロール mg	炭水化物※3 g	食物繊維総量 g	ナトリウム mg	カリウム mg	カルシウム mg	リン mg	鉄 mg	ビタミンA μg	ビタミンD μg	ビタミンE mg	ビタミンK μg	ビタミンB₁ mg	ビタミンB₂ mg	ビタミンC mg
120	**マグロステーキ献立**																			
	マグロステーキ	219	1.0	22.9	9.7	41	8.6	1.4	404	735	26	304	1.5	108	3.6	2.3	47	0.16	0.11	23
	きのこの豆乳スープ	128	1.1	7.0	6.9	11	7.1	3.3	437	568	38	159	2.2	28	0.4	0.2	7	0.16	0.19	0
	ごはん	234	0	3.0	0.3	0	51.9	2.3	2	44	5	51	0.2	0	0	0	0	0.03	0.02	0
	合計	581	2.1	32.9	16.9	52	67.6	7.0	843	1347	69	514	3.9	136	4.0	2.5	54	0.35	0.32	23

夕食主菜

ページ		エネルギー kcal	食塩相当量 g	たんぱく質※1 g	脂質※2 g	コレステロール mg	炭水化物※3 g	食物繊維総量 g	ナトリウム mg	カリウム mg	カルシウム mg	リン mg	鉄 mg	ビタミンA μg	ビタミンD μg	ビタミンE mg	ビタミンK μg	ビタミンB₁ mg	ビタミンB₂ mg	ビタミンC mg
122	黒酢酢豚	331	1.9	18.3	17.4	68	23.5	1.5	753	575	20	251	1.3	44	0.1	3.0	15	0.96	0.30	81
123	牛肉とねぎのすき煮	341	1.9	17.0	23.9	72	11.0	2.7	747	766	50	209	3.0	185	0	1.9	151	0.16	0.32	26
123	鶏肉のカリカリ焼き	287	2.0	22.0	20.8	111	1.9	0.5	782	482	20	237	1.3	81	0.5	1.3	55	0.14	0.23	7
124	ヒレカツ	358	1.5	22.5	18.9	96	23.2	2.3	609	699	49	297	0.7	45	0.4	2.8	77	1.40	0.32	32
125	青椒肉絲	293	1.8	17.7	18.5	69	11.4	1.9	708	481	20	223	1.9	16	0	1.9	20	0.10	0.24	32
126	ブリの照り焼き	299	1.4	19.6	16.1	72	16.2	0.7	554	534	20	156	1.3	50	8.0	2.4	5	0.25	0.38	8
127	なすのラザニア風重ね焼き	355	1.2	23.4	23.0	91	11.1	3.5	467	820	199	299	1.5	244	0.4	2.7	23	0.69	0.35	34
128	カツオのエスカベーシュ	215	1.1	21.5	5.4	60	17.9	1.5	432	652	33	315	2.3	24	4.0	1.9	20	0.17	0.20	14
129	豆腐のハンバーグ	345	1.7	17.4	22.1	54	17.5	2.6	671	624	87	185	3.5	100	0.2	2.1	47	0.34	0.25	2
130	豚肉のピカタ	334	0.8	19.2	25.5	173	6.9	0.6	317	408	66	237	1.3	115	1.3	1.6	50	0.67	0.39	7
131	アップルポークジンジャー	245	1.5	18.0	13.4	67	12.0	1.2	582	672	36	241	0.9	84	0.1	1.4	73	0.96	0.26	13
131	鶏肉のミルクシチュー	278	1.4	24.0	10.1	106	20.5	4.0	526	950	212	424	1.5	278	0.8	2.1	115	0.33	0.58	64

夕食 主菜・主食

ページ		エネルギー kcal	食塩相当量 g	たんぱく質※1 g	脂質※2 g	コレステロール mg	炭水化物※3 g	食物繊維総量 g	ナトリウム mg	カリウム mg	カルシウム mg	リン mg	鉄 mg	ビタミンA μg	ビタミンD μg	ビタミンE mg	ビタミンK μg	ビタミンB₁ mg	ビタミンB₂ mg	ビタミンC mg
132	トマトチーズリゾット	508	1.3	20.1	16.8	56	64.6	6.3	530	704	106	299	1.4	208	0.3	1.4	11	0.70	0.30	14
132	豆乳シーフードドリア	482	2.0	19.9	13.2	181	66.6	3.9	806	663	159	357	3.7	762	0.1	3.5	118	0.17	0.27	9
133	ライスロールキャベツ	557	1.9	25.2	28.3	99	46.1	7.1	754	963	98	332	2.4	251	0.6	2.1	188	1.01	0.43	122
133	ハヤシライス	558	1.8	15.6	16.0	42	79.2	6.8	727	980	48	273	2.4	41	0.3	2.9	12	0.26	0.29	15
134	中華丼	545	2.1	25.5	16.9	131	66.1	4.2	844	724	121	355	2.4	124	0.2	2.4	71	0.65	0.31	20
135	プルコギごはん	611	2.1	20.5	27.8	71	63.4	5.5	835	825	100	287	2.9	346	0	1.9	150	0.20	0.31	32
136	チキンスープカレー	596	2.4	28.5	15.8	113	75.1	14.6	947	1327	116	455	3.5	241	0.3	4.0	48	0.37	0.44	56
137	海鮮ちらしずし	467	2.0	25.4	11.3	113	61.8	2.8	791	645	35	414	0.9	64	9.9	4.1	22	0.33	0.18	8

副菜・汁物・おやつ

副菜

ページ		エネルギー kcal	食塩相当量 g	たんぱく質※1 g	脂質※2 g	コレステロール mg	炭水化物※3 g	食物繊維総量 g	ナトリウム mg	カリウム mg	カルシウム mg	リン mg	鉄 mg	ビタミンA μg	ビタミンD μg	ビタミンE mg	ビタミンK μg	ビタミンB₁ mg	ビタミンB₂ mg	ビタミンC mg
140	小松菜のからしマヨあえ	54	0.6	1.3	4.6	8	1.2	1.6	251	107	102	40	1.5	175	0	1.7	220	0.03	0.05	14
140	にんじんとしらたきのきんぴら	58	0.7	1.3	2.0	2	6.1	2.7	283	169	52	32	0.5	346	0	0.3	9	0.04	0.04	3
140	豆苗のにんにくいため	40	0.4	1.5	2.2	0	2.2	1.5	159	92	5	33	0.5	163	0	1.1	137	0.11	0.14	28
141	つるむらさきのごましょうがあえ	24	0.4	1.0	1.2	0	1.1	2.0	178	188	138	38	0.6	188	0	0.8	263	0.03	0.06	31
141	さやいんげんのザーサイいため	49	0.6	0.9	3.1	0	2.7	1.7	226	190	36	28	0.5	25	0	1	32	0.04	0.06	6
141	なすのレモンだし煮	34	0.6	0.7	0	1	6.4	2.0	216	220	22	33	0.2	6	0	0.1	6	0.05	0.05	15
142	レタスのお浸し	36	0.6	0.9	2.2	0	2.3	1.2	241	218	26	31	0.4	20	0	0.3	29	0.05	0.04	5
142	白菜とパインのアジアンサラダ	70	0.2	0.8	3.0	0	8.7	1.6	87	255	40	33	0.4	4	0	0.6	49	0.07	0.04	33
142	かぼちゃのにんにくいため	95	0.3	1.0	3.9	11	12.6	2.7	133	346	12	35	0.4	274	0	3.8	20	0.06	0.07	32
143	もやしのカレー酢の物	20	0.1	0.5	0.1	0	3.0	1.2	37	66	11	24	0.3	0	0	0.1	3	0.03	0.04	6

副菜・汁物・おやつ

ページ		エネルギー kcal	食塩相当量 g	たんぱく質※1 g	脂質※2 g	コレステロール mg	炭水化物※3 g	食物繊維総量 g	ナトリウム mg	カリウム mg	カルシウム mg	リン mg	鉄 mg	ビタミンA μg	ビタミンD μg	ビタミンE mg	ビタミンK μg	ビタミンB1 mg	ビタミンB2 mg	ビタミンC mg
副菜																				
143	ピーマンとえのきの煮物	57	0.7	1.1	3.0	0	4.2	2.1	267	216	8	50	0.6	17	0.2	0.6	11	0.08	0.07	38
143	ゴーヤのわさび白あえ	38	0.5	3.0	1.7	0	1.8	1.8	208	207	45	50	0.8	9	0	0.5	25	0.08	0.06	38
144	スナップえんどうのしょうがあえ	41	0.4	1.8	0.1	1	7.2	2.0	175	156	26	57	0.6	26	0	0.3	25	0.10	0.08	32
144	ひじきと三つ葉の白あえ	85	0.7	4.3	5.1	0	3.6	3.3	298	270	129	87	1.3	54	0	0.5	57	0.08	0.06	2
144	切りこぶとねぎの煮物	48	0.8	0.9	2.0	1	3.2	3.2	299	361	72	26	0.3	11	0	0.2	12	0.03	0.03	4
145	きゅうりと焼き油揚げの酢の物	35	0.5	1.5	1.6	0	3.0	0.6	192	106	29	37	0.4	0	0	0.2	20	0.02	0.02	7
145	キャベツとじゃが芋の粒マスタードサラダ	143	0.5	3.0	5.8	11	17.4	3.9	235	474	59	84	0.9	13	0	0.9	46	0.11	0.08	37
145	揚げだし大根	53	0.7	0.6	2.9	0	4.7	1.3	281	262	25	37	0.3	0	0	0.5		0.02	0.02	11
146	かぼちゃとカッテージチーズのサラダ	134	0.5	3.8	5.0	4	16.4	3.5	176	461	26	69	0.3	338	0	5.2	27	0.07	0.12	43
146	ひじきとにんじんのナムル	53	0.6	0.8	2.1	0	6.2	3.3	236	314	48	28	0.3	696	0	0.5	27	0.07	0.06	6
146	サニーレタスのチョレギサラダ	66	0.5	1.4	5.1	1	2.5	2.4	200	321	74	44	1.5	138	0	0.8	103	0.09	0.11	15
147	れんこんのバルサミコ酢いため	104	0.4	1.3	4.0	0	14.6	2.0	158	444	21	75	0.5	1	0	0.9	2	0.10	0.01	48
147	オクラとミニトマトのモッツァレラチーズサラダ	114	0.5	5.8	7.1	16	5.1	3.2	212	286	135	109	0.5	138	0.1	1.4	41	0.08	0.12	24
147	まいたけのグリル	68	0.3	2.0	4.8	2	2.1	3.5	125	237	26	71	0.2	5	4.9	0.3	2	0.09	0.20	2
148	ひよこ豆と野菜のマリネ	125	0.5	4.7	3.2	0	15.6	2.2	193	347	28	81	0.9	67	0	4.2	9	0.13	0.14	128
148	青梗菜とサクラエビのしょうがあえ	38	0.6	2.1	2.1	18	1.5	1.8	248	318	136	68	1.1	145	0	0.8	72	0.05	0.10	20
148	こんにゃくと春菊のコチュジャンあえ	62	0.4	1.6	4.1	0	3.0	3.6	156	344	110	35	1.4	266	0	1.7	175	0.07	0.11	13
149	きのこのガーリック白ワイン蒸し	84	0.7	1.9	4.1	0	3.6	4.0	278	359	3	105	0.8	1	0.6	0.3	2	0.18	0.19	0
汁物																				
149	エビとミニトマトのエスニックスープ	81	1.2	6.2	2.1	45	7.6	3.1	444	402	31	139	0.9	29	0.5	1.1	7	0.18	0.13	13
150	にんじんのポタージュ	115	0.7	3.8	6.0	19	10.6	2.4	290	430	142	123	0.2	746	0.3	0.7	21	0.11	0.22	7
150	豆腐としいたけの酸辣湯風	100	1.2	7.1	5.8	102	3.9	1.3	466	164	63	114	1.3	60	1.1	0.5	8	0.08	0.17	0
151	オクラとコーンのスープ	81	0.6	4.1	4.3	16	5.6	2.9	260	191	39	56	0.5	31	0	0.7	34	0.06	0.08	5
151	じっくりいため玉ねぎのスープ	71	0.8	0.8	3.7	12	7.9	1.7	325	167	19	36	0.3	27	0	0.1	5	0.05	0.01	7
151	ごぼうとベーコンのスープ	53	0.6	1.4	2.0	3	5.4	3.6	239	215	24	56	0.4	0	0	0.1	6	0.07	0.06	3
152	なめこと小松菜のみそ汁	20	0.8	1.4	0.4	0	2.2	1.4	301	296	61	51	1.2	78	0	0.3	64	0.05	0.08	12
152	さつま芋とブロッコリーのトマトおろし汁	71	0.8	1.8	0.2	0	14.0	2.8	270	447	36	76	0.6	36	0	0.5	54	0.12	0.09	51
152	ほうれん草と豆腐のミルクみそ汁	79	0.8	5.6	4.0	6	4.0	1.8	302	465	122	121	0.8	160	0.2	1.0	112	0.11	0.19	15
153	レタスのとろろこんぶ汁	14	0.8	1.4	0	0	2.2	1.2	258	316	29	38	0.3	1	0	0.3	20	0.04	0.04	3
153	かぶのおろし汁	26	0.7	1.1	0.1	0	4.6	1.6	264	338	72	46	0.6	46	0	0.6	68	0.05	0.07	29
153	豚ごぼうみそ汁	117	0.8	5.1	6.9	18	7.4	2.8	317	342	33	96	0.7	3	0.1	0.5	3	0.20	0.10	3
おやつ																				
154	りんごのコンポート	98	0	0.2	0.1	0	21.8	2.6	0	169	7	17	0.2	0	0	0.5	3	0.03	0.01	10
154	ヨーグルトアイスバーク	101	0.1	3.4	5.6	8	8.3	1.2	32	207	91	101	0.3	23	0	0.4	4	0.06	0.12	7
155	コーヒーゼリー	69	0	3.6	1.9	0	9.7		28	241	64	65	0.2	20	0	0.2	1	0.02	0.09	1
155	抹茶ミルクかんてん	102	0.1	3.7	3.7	13	12.7	0.6	46	252	134	106	0.6	85	0.3	0.6	56	0.06	0.19	2
156	豆腐白玉	110	0	2.6	0.7	0	22.4	1.3	20	106	20	42	0.7	0	0	0.1	3	0.03	0.02	19
156	かぼちゃプリン	81	0.1	3.1	2.4	8	11.4	0.9	30	211	76	72	0.1	107	0.2	1.3	8	0.04	0.12	11
157	米粉のクッキー（2枚分）	126	0	1.9	4.0	43	20.5	0.1	7	22	10	27	0.4	51	0.4	0.5	2	0.01	0.04	0
157	おからヨーグルトチーズケーキ	101	0.2	3.7	4.6	37	8.9	3.9	80	187	79	97	0.6	28	0.4	0.6	6	0.05	0.08	2

糖と油脂、主食でエネルギー管理

摂取エネルギーの調整はごはんやパンなどの主食や糖分。
植物油、バター、肉や魚の脂質で調整しましょう。
なにをどう増減すればいいのか、身近な食材のエネルギーを紹介します。

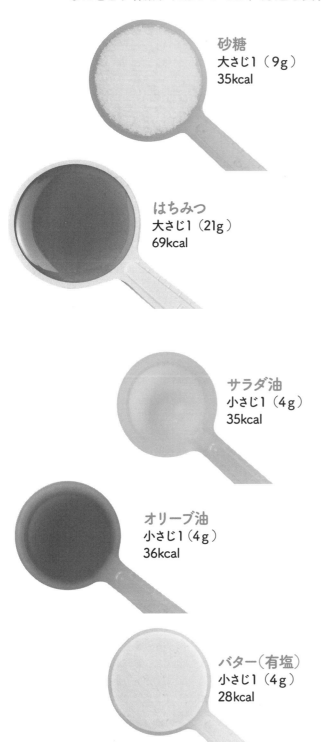

砂糖
大さじ1（9g）
35kcal

はちみつ
大さじ1（21g）
69kcal

サラダ油
小さじ1（4g）
35kcal

オリーブ油
小さじ1（4g）
36kcal

バター（有塩）
小さじ1（4g）
28kcal

● 甘み調味料を使い分け

砂糖やはちみつに代表される甘み調味料は高エネルギー。ダイレクトに血糖値を上げるので、単体でとるのはおすすめできません。乳製品や食物繊維といっしょにとりましょう。糖は種類によって吸収のスピードやエネルギーが異なるので、把握して使い分けます。エネルギーゼロの甘味料なども市販されていますが、そうした甘みに頼らず、うすい甘みに慣れることも大切です。

● 油は香りやコクでセレクト

植物油のエネルギーはいずれも小さじ1で35kcal前後ですが、種類によって香りやコクに特徴があります。エネルギーコントロールするさいには、オリーブ油の香りやごま油のコクを生かすと少量でも満足感につながります。青背魚と同じような健康効果が期待できるアマニ油やえごま油は、熱に弱いので、サラダやあえ物に向いています。

飽和脂肪酸と
不飽和脂肪酸

サラダ油やオリーブ油のように常温で液体なのが不飽和脂肪酸を多く含む油脂。バターやラード、肉の脂身など常温では固まっているのが飽和脂肪酸を多く含む油脂。飽和脂肪酸はとりすぎると循環器疾患のリスクが高くなるので、ほどほどに。

主な主食エネルギー

ごはんやパン、めん類のエネルギーを把握しておきましょう。
多少のエネルギー調整は主食の量で行なうのが正解。パンは塩分も多いので注意が必要です。

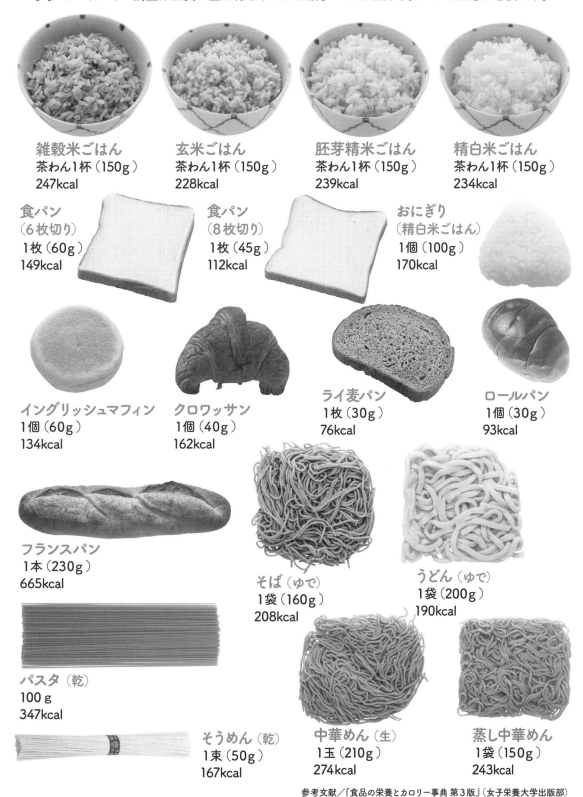

雑穀米ごはん
茶わん1杯（150g）
247kcal

玄米ごはん
茶わん1杯（150g）
228kcal

胚芽精米ごはん
茶わん1杯（150g）
239kcal

精白米ごはん
茶わん1杯（150g）
234kcal

食パン
（6枚切り）
1枚（60g）
149kcal

食パン
（8枚切り）
1枚（45g）
112kcal

おにぎり
（精白米ごはん）
1個（100g）
170kcal

イングリッシュマフィン
1個（60g）
134kcal

クロワッサン
1個（40g）
162kcal

ライ麦パン
1枚（30g）
76kcal

ロールパン
1個（30g）
93kcal

フランスパン
1本（230g）
665kcal

そば（ゆで）
1袋（160g）
208kcal

うどん（ゆで）
1袋（200g）
190kcal

パスタ（乾）
100g
347kcal

そうめん（乾）
1束（50g）
167kcal

中華めん（生）
1玉（210g）
274kcal

蒸し中華めん
1袋（150g）
243kcal

参考文献／『食品の栄養とカロリー事典 第3版』（女子栄養大学出版部）

塩分管理を続けるコツ

一日の塩分摂取量は男性7.5g未満、女性6.5g未満が目標。
身近な調味料の塩分や、加工食品に含まれる塩分を把握し、
無意識に口にしている塩分の量を自覚しましょう。

● 見えない塩分量にも 気をつける

目に見えない塩分の代表がベーコンやハム、ソーセージなどの肉の加工品や、さつま揚げ、はんぺんなどの魚介類の加工品に含まれる塩けです。干物や塩蔵品にも塩分は多い。うどんやそうめんなどのめん類にも意外に塩が多く使われているのに対し、ごはん（精白米や胚芽精米、玄米など）は基本的に塩分0です。献立のごはんをめんに置き代えると塩分オーバーに。

● 意識したいのは調味料

塩分の筆頭は塩やしょうゆ、みそなどの調味料類。手づくりの食事なら、使う調味料の量を目で見て確認することができます。本書のレシピでは、材料に対して最適な塩分量を示しています。調味料を計らずに適当に作ると、味が決まらないだけでなく、塩分量もわからなくなってしまいます。必ず計量する習慣が適正塩分への近道です。

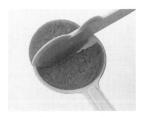
1/2を計る場合、まずスプーン1杯をとり、へらなどで中央に直角に底まで当てて半量をスプーンの外に払う。1/4量はさらに半分にする。

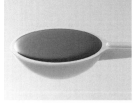
液体は表面張力で液体が盛り上がる状態まで満たす。

● 「計る」が減塩の基本

大さじ、小さじ、ミニスプーンなどを使用して計ります。液体は内径いっぱいを満たすように計り、液体以外のものは計量スプーンやカップに盛り上がるように入れ、へらで水平にすりきります。

小さじ＝5mL　　　大さじ1＝15mL
ミニスプーン＝1mL　すりきりへら

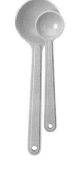
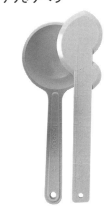

―――― どれも同じ塩分1g ――――

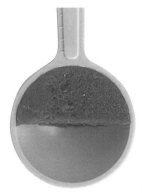
みそ
大さじ1/2弱（約9g）

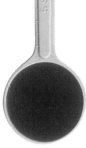
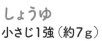
しょうゆ
小さじ1強（約7g）

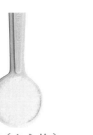
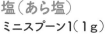
塩（あら塩）
ミニスプーン1（1g）

塩分に気をつけたい食材

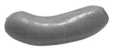

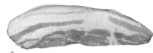

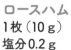

ロースハム
1枚（10 g）
塩分 0.2 g

生ハム
1枚（5 g）
塩分 0.3 g

ウインナーソーセージ
1本（20 g）
塩分 0.4 g

ベーコン
1枚（17 g）
塩分 0.3 g

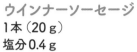

さつま揚げ
1枚（30 g）
塩分 0.6 g

イクラ
大さじ1（18 g）
塩分 0.4 g

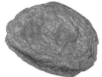

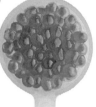

明太子
1腹（50 g）
塩分 2.8 g

身近な調味料の重量と塩分

本書でも使っている身近な調味料の塩分量の一覧です。参考にしてください（単位＝g）。

ノンオイル和風ドレッシング	マヨネーズ	ポン酢しょうゆ	トマトケチャップ	中濃ソース	みそ（淡色辛みそ）	しょうゆ（濃い口しょうゆ）	あら塩（並塩）ミニスプーン1.0g（塩分1.0g）	調味料名
15	12	18	18	21	18	18	15	大さじ1
1.1	0.2	1.4	0.6	1.2	2.2	2.6	15	塩分
5	4	6	6	7	6	6	5	小さじ1
0.4	0.1	0.5	0.2	0.4	0.7	0.9	5	塩分

パルメザンチーズ	バター（有塩）	顆粒鶏がらだし	顆粒コンソメ	コチュジャン	豆板醤	ナンプラー	オイスターソース	調味料名
6	12	9	9	21	21	18	18	大さじ1
0.2	0.2	3.9	3.9	1.5	3.7	4.1	2.1	塩分
2	4	3	3	7	7	6	6	小さじ1
0.1	0.1	1.3	1.3	0.5	1.2	1.4	0.7	塩分

参考文献／『塩分早わかり 第5版』『食品の栄養とカロリー事典 第3版』（ともに女子栄養大学出版部）

エネルギー量で選ぶ料理索引

本書に掲載されている、主菜、主菜・主食(ワンディッシュごはん)、副菜、汁物、おやつ・デザートといったジャンル別にカロリー順に並べました。最初に主菜やワンディッシュを決めたら、それに合わせて副菜を選んだり、組み合わせによる塩分のチェックにも役立ちます。

料理　**岩﨑啓子**（いわさき・けいこ）

管理栄養士、料理家。最新の栄養データに基づくバランスのいいレシピ提案に定評がある。簡単なのに抜群においしい料理は繰り返し作りたいものばかり。本書ではエネルギーや塩分の管理をしている人も食事の楽しみをあきらめない満足できる料理を提案している。

p30-43、p46-47、p50-63、p78-80、p86-103、p122-126、p134-137、p140-145、p152-153

牛尾理恵（うしお・りえ）

栄養士、料理家。健康な体づくりを目指すためのおいしくてヘルシーなレシピが大人気。栄養バランスがよいのにしゃれた料理には減塩やエネルギー管理のアイデアがいっぱい。この本ではスパイスや新食材を使った満足感たっぷりのレシピを紹介している。

p16-29、p44-45、p64-77、p81-83、p104-121、p127-133、p146-151、p154-157

監修　**女子栄養大学栄養クリニック**

1969年に創設された、女子栄養大学に併設する食に特化したクリニック。医師の管理の元、管理栄養士と料理研究家が、常に最新の知見に基づく栄養指導を研究・実践している。生活習慣病の予防や改善、ダイエット指導などを行なっていて、受講した人がみな長く実践し続けられることで人気が高い。

STAFF　デザイン●今井悦子（MET）
　　　　撮影●千葉 充（料理）
　　　　スタイリング●肱岡香子
　　　　イラスト●ノグチユミコ
　　　　栄養計算・献立作成（P.161〜177）●八田真奈
　　　　調理アシスタント●上田浩子、高橋佳子
　　　　編集●韮澤恵理
　　　　校正●くすのき舎

　　　　写真提供●岩本朗、川上隆二、堀口隆志、松園多聞

一日1600kcalの 健康献立集
低塩で野菜もたっぷり!

発　行　2023年4月15日　初版第1刷発行

監　修　女子栄養大学栄養クリニック
料　理　岩﨑啓子　牛尾理恵
発行者　香川明夫
発行所　女子栄養大学出版部
　　　　〒170-8481　東京都豊島区駒込3-24-3
　　　　電話　03-3918-5411（販売）
　　　　　　　03-3918-5301（編集）
　　　　ホームページ　https://eiyo21.com/
印刷・製本所　シナノ印刷株式会社

ISBN978-4-7895-4757-4
©Kagawa Nutrition University Nutrition Clinic,
　Iwasaki Keiko,Ushio Rie 2023,Printed in Japan

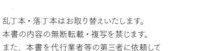